病棟教育学論

著者

Department of Internal Medicine, University of Michigan
VA Ann Arbor Healthcare System

Nathan Houchens, MD

Molly Harrod, PhD

Sanjay Saint, MD, MPH

翻訳

京都大学附属病院総合臨床教育・研修センター

和足孝之, MD, MHQS, PhD

卓越した18人の米国
指導医を調査して解った
質的研究に基づく
病棟教育の本質

Teaching Inpatient Medicine

© Nathan Houchens, Molly Harrod, Sanjay Saint 2023

Teaching Inpatient Medicine – Connecting, Coaching and Communicating in the Hospital, Second Edition was originally published in English in 2023. This translation is published by arrangement with Oxford University Press. KAI SHORIN Publishing Limited is solely responsible for this translation from the original work and Oxford University Press shall have no liability for any errors, omissions or inaccuracies or ambiguities in such translation or for any losses caused by reliance thereon.

それぞれの人生の貴重な瞬間に関わらせてくださった全ての患者さんと全ての同僚へ.

To all those patients and colleagues who have graciously offered the gift of a glimpse into their lives.

— Nathan Houchens

すべての偉大な指導医の先生方, そしてこれから指導医になっていく先生方へ.

To all the great teachers and those in the making.

— Molly Harrod

多くのことを学ばせていただいた 18 人の卓越した指導者の先生方に心から感謝します.

To the 18 superb attending physicians who allowed us to learn so much from them.

— Sanjay Saint

目次
Contents

序文‥‥‥‥‥‥‥‥‥‥‥‥‥‥‥‥‥‥‥‥‥‥‥‥‥‥ v

著者紹介‥‥‥‥‥‥‥‥‥‥‥‥‥‥‥‥‥‥‥‥‥‥‥ viii

日本版に寄せて‥‥‥‥‥‥‥‥‥‥‥‥‥‥‥‥‥‥‥ x

翻訳に当たって‥‥‥‥‥‥‥‥‥‥‥‥‥‥‥‥‥‥‥ xii

本書を推す‥‥‥‥‥‥‥‥‥‥‥‥‥‥‥‥‥‥‥‥‥ xiv

翻訳者紹介‥‥‥‥‥‥‥‥‥‥‥‥‥‥‥‥‥‥‥‥‥ xv

1　医学を教えるということ‥‥‥‥‥‥‥‥‥‥‥‥‥ 1

2　ユニークな個人，共有された資質‥‥‥‥‥‥‥‥ 15

3　声にならない声に耳を傾ける‥‥‥‥‥‥‥‥‥‥ 24

4　チームを作る‥‥‥‥‥‥‥‥‥‥‥‥‥‥‥‥‥‥ 43

5　安全で守られた環境‥‥‥‥‥‥‥‥‥‥‥‥‥‥ 64

6　ベッドサイドとその向こうへ‥‥‥‥‥‥‥‥‥‥ 86

7　考え方を考える‥‥‥‥‥‥‥‥‥‥‥‥‥‥‥‥ 112

8　ロールモデル‥‥‥‥‥‥‥‥‥‥‥‥‥‥‥‥‥‥ 129

9　メンターとスポンサー‥‥‥‥‥‥‥‥‥‥‥‥‥ 142

10　物語を共有する‥‥‥‥‥‥‥‥‥‥‥‥‥‥‥‥ 162

11　癒しという神聖な行為‥‥‥‥‥‥‥‥‥‥‥‥‥ 176

12　危機の中のケア‥‥‥‥‥‥‥‥‥‥‥‥‥‥‥‥ 192

13　まとめ‥‥‥‥‥‥‥‥‥‥‥‥‥‥‥‥‥‥‥‥‥ 200

Appendix　質的研究対象者として選ばれた優れた 18 人の指導医‥‥‥ 208

References‥‥‥‥‥‥‥‥‥‥‥‥‥‥‥‥‥‥‥‥‥ 217

Index‥‥‥‥‥‥‥‥‥‥‥‥‥‥‥‥‥‥‥‥‥‥‥‥ 229

編集協力　Alex Gregg

序文
Preface

　本書は，病棟で活躍する優れた教育者，つまり優れた指導医になりたいと考えている方に向けて心を込めて書きました．病棟での教育は，近年の研修医の労働時間制限や，COVID-19 パンデミックによる医療従事者への過剰な負担を考慮すると，費用対効果を高めなければなりません．教育面での責任はずっしりと指導医の肩にのしかかっていると思います．

　また，指導医も病院というシステムの中で教育を受けてきたとは思いますが，学生や研修医への「教え方」について正式にトレーニングを受けた方はほとんどいないのではないでしょうか．

　指導医というものは，患者に質の高い医療を提供するために必要な科学的知識やスキルといったもの以上に本当に大切なことを教えていかなければなりません．逆に研修医は，患者や家族，他の医療従事者とのコミュニケーションの取り方，プロフェッショナリズム，時間管理の仕方，チームの一員として活躍しながらも自立していく方法を学ばなければなりません．患者に質と価値の双方が高いケアを提供し続けるためには，当然ですが若手医師への教育面でも価値が高く質が高い教育を与えるように努めるべきでしょう．これまで医師が中心であった医療のモデルから，人と人とのつながりを重要視するモデルへと医療は移行しつつあり，医師はこれまであまり協働してこなかった人ともていねいなコミュニケーションを取り，交流していく必要が出てきました．一昔前の教育手法で習った指導医にとってもそれは同じで，現在ではチームを基盤として患者中心のケアを提供する方法を次世代の医師に教えていかなければならなくなっているのです．

　優れた指導医ほど，時間的な制約があります．チームの責任者であるだけでなく，何より患者の診療に全責任を背負っていることでしょう．21 世紀になり，指導医はより社会的にも病態的にも複雑な患者をケアしなければならず，院内では他科の医師や，放射線技師，薬剤師，ソーシャルワーカー，訪問看護師等といった多様な医療従事者との協働も増えるでしょう．書類作業にも大量に時間を費やすようになってきており，言うまでもなく病棟での指導医としての仕事以外の業務にも責任が降りかかってきています．

さらに，この本で新しく述べているように，指導医が背負う責任のタイプには，時としてジェンダーの問題，年齢，人種，肌の色，民族性といった社会的・文化的に複雑な課題まで含まれることがあります．これまで臨床現場の最前線ともいえる病棟において，女性を含むマイノリティ側に属する指導医達が，このような課題を戦略的に克服するために様々な研究結果とエビデンスが発表されつづけてきました．指導医はこのような繊細かつ重要な事についてもメンターとして重要な役割を果たしながら，メンティーや仲間を良い方向へ導いていくことも求められるでしょう．本書では，優れた指導医がそれぞれのメンターシップの中でどのように若手に教育を施しつつ，自らも学んで成長しているのか実際の事例を交えて紹介していきます．

臨床教育の現場では様々な困難や障壁がありますが，次世代の輝く医師を養成するための臨床医学教育上の重要な礎です．また当然のことかもしれませんが，指導医が提供する教育の質というのは様々です．みなさまは優れた指導医というのは，何が他の医師より優れていると考えますか？その答えを，私たちは真に優れた指導医であると評価されている人たちから直接学ぶべきであると思います．優れた指導医が病棟教育現場で遭遇する多様で複雑な事例に対してどのようにマネージメントしているかについて学ぶことで，指導医として一人立ちを始めた若手医師も，もちろんベテランの指導医でも自らのスキルをさらに向上させることができるのではないかと思います．

よくある医学教育研究の手法を見ると，指導医が学習者の学習環境をどのように改善し，その課題の中で何を行ったかについてのみ焦点を当てていることが多く，学習者側や指導者側からのどちらかの視点だけで評価されています．学習者の複雑な学びのプロセスにおいて同じチームのメンバーや，現場の中の複数の視点を用いて(例えば他の医療職や患者が果たすべき役割について)，病棟教育について考慮されていない場合が多いです．生涯学習の一環として指導する側として病棟教育学について真に理解することは，優れた指導医とはどのような特徴や能力を持つべきかのみを単に問うのではなく，優れた指導医が学習者のためにいかにして適切な臨床教育環境を作りあげているか，そして患者ケアにおける複雑な問題に対してもどのように現場を管理し，対応しているかについても学ぶ必要があると思っています．

第1版では，次世代の医師がどのように臨床を学んでいるかについて理解するために，まず病棟に足を運び，質的に優れた教育者が作り出す教育現場を

検証し，患者に優れた医療を提供するために多様なレベルの学習者を指導していく方法を明らかにしてきました．今回第 2 版でも，私たちは再び病棟に足を運び，同じように質的調査を追加すると同時に，より多様な指導医達から臨床教育の技術や戦略を質的に調査しました．なぜかといいますと，目に見えにくい臨床教育上の障壁や，アイデンティティに関与する複雑な偏見への対処方法や，患者との思いやりのあるコミュニケーションを学習者に教える方法，そして危機的な状況に直面したときにでも教育を継続する方法等を優れた指導医から学ぶためでもありました．

　私たちは，この調査結果を自らの教育手法を高めたいと思っている指導医の先生方にこそ役立てていただきたいと考えています．本書は，臨床教育に長年情熱を燃やし続けてきた 2 人の臨床医と，医療現場における質的研究手法に精通した医療人類学者による共同作品です．本書は，医療現場に根ざした実話をふんだんに盛り込み，読みやすさを最重要視して会話形式で執筆することを意図してきました．対象となる読者は，もちろんスキルアップを望む指導医（若手から数十年の経験を持つベテランまでも）ですが，医学教育の専門家，病棟責任者，研修中の先生でも，本書を構成する質的調査結果のまとめや優れた指導医から学んだ生きた提言が役に立つでしょう．

　最後になりますが，本書が完成するまでには，とてつもない多くの方々の協力がありました．第 1 に，私たちを「人生の一日」に迎え入れ，時間，知識，考え，経験を共有してくれた指導医とそのチームに感謝したいと思います．この本は，皆様の協力なしには成り立たなかったです．第 2 に，この質的研究を計画し，組織化し，スケジュール通りに進めてくれた Karen E. Fowler に感謝します．第 3 に，本書の制作に関する全作業過程を担ってくれた Rachel Ehrlinger に感謝します．第 4 に，質的データの収集と質的分析に関して優れた力を発揮してくれた Martha Quinn に深い感謝を捧げます．第 5 に，初版に貢献してくれた Robert Stock に感謝します．そして最後に，私たちの仕事を全面的に支持し，現地への出張のたびに見送ってくれた家族にも．

　私たちが心から楽しんでこの作品を作り上げたのと同じように，皆様も楽しんで読んでいただければ幸いです．

Nathan Houchens, MD

Molly Harrod, PhD

Sanjay Saint, MD, MPH

著者紹介

Nathan Houchens, MD, FHM, FACP：

　ミシガン大学内科准教授であり，VA Ann Arbor Healthcare System の副部長，ミシガン大学内科研修プログラムのディレクター補佐を務める．病院セッティングにおける効果的な教育法や，コミュニケーションと患者 - 医師関係，臨床推論と問題解決に重点を置いて研究している．Journal of Hospital Medicine を代表してコレスポンダンスを務めており，BMJ Quality & Safety には定期寄稿を担当している．イリノイ大学医学部 (シカゴ校) を卒業し，ミシガン大学で内科レジデントおよびチーフレジデントを修了．その卓越した臨床教育能力に対してミシガン大学より「Special Recognition for Contributions to the Medical Student Teaching Program」「Richard D. Judge Award for Excellence in Medical Student Teaching」など複数の教育賞を受賞している．

Molly Harrod, PhD：

　医療人類学者として，VA Ann Arbor Center for Clinical Management Research で貢献する医療サービスの研究者である．本書籍の基盤となった Teaching Inpatient Medicine の初版の主執筆者である．質的研究の第一人者であり，臨床医のコミュニケーション，医療者のチームワーク，医療トレーニングと意思決定，行動変容，患者安全，実装科学などの幅広いテーマに焦点を当てた数多くの質的研究や混合研究に携わってきた．また，半構造化面接や研究における観察の使用など，質的方法について翻訳者 (和足孝之) を含む多数の臨床研究家を指導してきた．

Sanjay Saint, MD, MPH, MACP：

　ミシガン大学内科教授(George Dock)，VA Ann Arbor Healthcare System部長，VA/University of Michigan Patient Safety Enhancement Programのディレクターである．医療の質患者安全の向上，臨床現場での意思決定，医学教育に重点を置いて研究している．

　カリフォルニア大学ロサンゼルス校医学部を卒業し，カリフォルニア大学サンフランシスコ校で内科レジデントとチーフレジデントを修了．その後ワシントン大学シアトル校で公衆衛生学修士号（ロバート・ウッド・ジョンソン臨床奨学生）を取得．400以上の査読付き論文を執筆し，オックスフォード大学出版局から出版された「Preventing Hospital Infections」「Teaching Inpatient Medicine：What Every Physician Needs to Know」，「The Saint-Chopra Guide to Inpatient Medicine (4th edition)」などの米国で人気の医学教科書を出版している．ミシガン大学から出版された2冊の本，「Thirty Rules for Healthcare Leaders: 医療者のためのリーダーシップ30の極意」[1]と「The Mentoring Guide 医療者のための成功するメンタリングガイド」[2]は我が国でも既に翻訳出版されている．New England Journal of Medicineの特別編集委員，BMJ Quality and Safetyの編集委員，米国医師会代表メンバーとして国際名誉フェロー（FRCP），マスターシップ（MACP）等を受賞．米国に留まらず，欧州，アジアを含む全世界で100以上の大学や病院で客員教授を務めている．

　編集部注[1]　Sanjay Saint, Vineet Chopra, 和足　孝之翻訳：医療者のためのリーダーシップ30の極意，カイ書林，2022.
　編集部注[2]　Sanjay Saint, Vineet Chopra, 徳田安春，他翻訳：医療者のための成功するメンタリングガイド，医学書院，2022.

日本版に寄せて

　私たちは，書籍『Teaching Inpatient Medicine: Connecting, Coaching & Communicating in the Hospital, Second Edition』の翻訳版を日本の皆様にお届けできることを大変嬉しく思います．本書は，ミシガン大学と日本の多くの優れた同僚の協力により実現したものであり，彼らの洞察がこの作品の形作りにおいて重要な役割を果たしました．特に，本書の翻訳に関しては，卓越した研究者であり，指導者であり，同志であり，そして友人である和足孝之先生の貢献に深く感謝申し上げます．

　入院診療が日々進化する中で，指導医が教育者として果たす役割はますます重要になっています．本書は，病棟現場における「つながり」「コーチング」「コミュニケーション」という核心的価値に焦点を当て，私たち指導医の教育能力を向上させるための戦略を提供するものになります．特に，メンターシップ，共感，アカデミック活動でのつながりの重要性も強調しており，これらは西洋と日本の医療文化に共通する中心的な価値観であると思います．

　本翻訳版では，日本の指導医から寄せられたフィードバックを反映し，日本の医療システムにおける独自の文化的および社会的ダイナミクスを深く理解することができるように努めました．これらの努力により，医療現場でのメンターシップを効果的に行うための戦略や，患者との対話における共感を育む方法や，チーム医療でのケアの複雑性を乗り越える方法を明確に示しています．これらの洞察と，米国を拠点とした病棟教育に関する研究成果を組み合わせたことで，包括的な教育アプローチを提供する内容となっていると自負します．

　私たちは，この書籍が日本の指導医にとって貴重なリソースとなり，教育実践を向上させ，コミュニケーションを高め，思いやりのある患者中心のケアを提供する助けとなることを願っています．私たち米国側の指導医にとっても，今回のコラボレーションは素晴らしい旅路となりました．最後になりますが，日本の臨床家であり教育者としての同志の皆様には，その持続的かつ献身的な日々の貢献に深く感謝申し上げます．

2025 年 1 月

著者を代表して　Sanjay Saint, MD, MPH, MACP

We are thrilled to introduce this translation of Teaching Inpatient Medicine: Connecting, Coaching & Communicating in the Hospital, Second Edition. This work reflects a collaborative effort between the University of Michigan and numerous esteemed colleagues in Japan, whose insights have been integral in shaping this work. We are particularly grateful to Dr. Takashi Watari who has worked to translate the book and who has been an incredible researcher, leader, partner, and friend.

As the practice of inpatient medicine evolves, the role of attending physicians as educators becomes ever more critical. This book offers strategies to enhance teaching, focusing on the core values of connection, coaching, and communication in the hospital setting. It emphasizes the importance of mentorship, empathy, and interdisciplinary collaboration—values that are central to both Western and Japanese healthcare traditions.

Throughout this translation, we have incorporated feedback from Japanese teaching physicians, whose experiences have enriched our understanding of the unique cultural and social dynamics within Japan's healthcare system. Their contributions have helped us highlight effective strategies for mentoring in healthcare, fostering empathy in patient interactions, and navigating the complexities of team-based care. These insights, coupled with U.S.-based research on effective inpatient teaching techniques, provide a comprehensive approach to inpatient medical education.

We hope that this book serves as a valuable resource for Japanese teaching physicians, encouraging them to enhance their educational practices, elevate communication, and provide compassionate, patient-centered care. This collaboration has been a remarkable journey, and we are deeply grateful to our Japanese partners for their ongoing support and contributions.

翻訳に当たって

一般化できる普遍的な良い医学教育というものは，存在しないのかもしれません．そもそも私たちが良い教育だと信じてきたものが，科学的根拠に基づいて"良い"と証明されている例は極めて少ないのが現状です．同じ論理で，何をもって良い指導医と言えるのでしょうか．この問いは，医学教育に携わる私自身が常に抱えてきた葛藤の一つです．

日本のシステム上，医学の現場における教育は直接的な収益につながらない仕組みになっています．教育には膨大な時間を要する一方で，個人の業績としても評価されにくい現状があります．さらに，教育の効果が目に見える形で現れるには，しばしば年単位の時間を要することもあります．

近年では，医学生や研修医の世代間の傾向や働き方改革の影響を受け，医学教育現場にはさまざまな課題と障壁が生じています．学習者が"タイパ"や"コスパ"を重視する傾向が強まり，従来の教育手法が好まれなくなるケースも増えてきました．また，新型コロナウイルスパンデミック以降，指導者と学習者の心理的なつながりがさらに希薄化しているようにも感じます．

私はミシガン大学医学部内科（Division of Hospital Medicine および VA Ann Arbor Healthcare System）で2年以上にわたり病棟教育を観察し続けてきました．その中で，筆者であり友人でもある Nathan Houchens 先生が，医学生や研修医にどのように接し，回診中の移動時間すらも活用して1分間で教育を行う姿を目の当たりにしました．まさにそれは，この書籍に記されている通りでした．社会的マイノリティへの配慮が行き届いた回診や，細やかな声掛けの数々には感銘を受けました．「自分は未来の医師たちに医師としてあるべき姿を示し続けなければならない」と熱意を持って語っていた姿が今も心に残っています．

また，師匠である Sanjay Saint 先生は，院内の全病室に折りたたみ椅子を配置し，患者と話す際には椅子に座って意図的に目線を合わせ，一人一人と丁寧に対話していました．

本書は，質的研究に基づき，優れた指導医に共通する本質的な特性を明らかにした画期的な研究成果です．米国内の医師を対象に行われたアンケート調査から選ばれた優れた指導医18名の教育風景をシャドーイングし，得られた質

的データを基に構成されています．さらに，指導医だけでなく学習者への半構造化インタビューから得られたテキストデータも用いており，一般的な医学教科書とは異なり，人文社会科学寄りの言語が用いられています．そのため，一部の内容は米国の社会的文化的背景を知らなければ理解が難しいかもしれませんが，足繁く同僚である筆者達の机に通い日本人にも理解しやすい表現に置き換えることができました．

　本書は，「良い教育とは何か？」という学術的問いに対し，定量評価では明らかにできない視点を提示する大型の質的研究です．我々医師が言語化しにくい「優れた指導医」という概念を具体化した意義深い成果です．

　「良い教育とは良い教育を受けた者にしかできない．ゆえに，良い教育を受けた者にはそれを提供する義務があり，権利である」
これは，ある居酒屋で何気なく聞いた心のメンター・黒川清先生の言葉です．この言葉は，プロフェッショナリズムの教育や医師教育の伝統的な口伝的要素を捉えたものとして私の心に残り，メモしていたものです．

　本書を日本に紹介するにあたり，Ann Arbor で出会った指導医たちの中には，本研究の調査対象者として本来ふさわしい素晴らしい教育者が多数いたことを，声を大にして言いたいです．Sanjay Saint，Nathan Houchens，Ashwin Gupta，Richard Schildhouse，Virginia M. Sheffield，Payal K. Patel など，数えきれない教育者たちと共に学び，共に笑った時間に心から感謝しています．また，文章の校正では一般人である両親にも協力してもらいました，感謝いたします．

　最後になりますが，日米の医学教育を比較した際，両国の違いを一言で表すならば，それは臨床教育の文化とそれを担う指導医層の厚みです．この書籍が日本の病棟教育における指導医の層をさらに厚くする一助となることを願い，自らもその一層となる医師として尽力し続けたいと思います．

2025 年 1 月

和足　孝之

本書を推す

病棟での指導医の役割とその重要性がわかる本

　指導医にとって最も重要な資質は，情熱，共感，倫理，専門性，の4つである．これは私の基本的な考えである．この本を読んで，その考えが正しいことがわかった．病棟での教育のエビデンスとパールをコンパクトにまとめた集合知だけでなく，卓越した教育者としてのロールモデルを科学的に分析している．

　効果的な指導とは，学習者に対してポジティブな励ましを与え，自信を持たせることで，学習者がより難しい課題に挑戦できるようすること．学習者のレベルに合わせた質問を行い，学習者の達成度に応じて適切なフィードバックを提供することでもある．学習者が直面する課題に対処するためのスキルを身につける手助けをすることもだ．

　一方で，指導医のあるべき姿は，自分の知識不足を認め，謙虚な姿勢を示すことで，学習者に対して模範となる存在であること．現代の医療現場における指導医の役割がますます複雑化しており，指導医は多くのエネルギーと献身的な努力が必要だ．バーンアウトや差別，ハラスメントなどの課題が医療従事者や学習者に与える影響にも効果的に対応できることが求められる．本書は，質の高い患者ケアを提供することについて具体的な戦略や方法も紹介している．

　圧巻は，18人の指導医に関する質的研究だ．彼らはそれぞれ異なる背景や専門分野を持ちながらも，共通して高い知性とスキル，そして医学の知識を持つ医師たち．彼らの診療と指導のスタイルは，個性的でありながら，共通する資質として「学び続ける姿勢」を持っている．ホスピタリスト（病院総合診療医）として病棟患者のケアを専門とし，患者の入院期間を短縮し，患者の健康と安全を向上させることに貢献している．メンターやコーチとしての役割を果たし，プロフェッショナルな道をサポートしていることがわかる．この指導医たちはユーモアを交えたコミュニケーションを重視し，学習者や患者との良好な関係を築くことに努めていることもわかる．メンタルヘルスを改善するJoyの伝道者でもあるのだ．

群星沖縄臨床研修センター

徳田　安春

翻訳者紹介

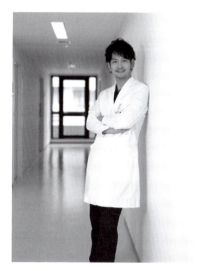

和足 孝之
(わたり たかし)

京都大学 医学部附属病院 総合臨床教育・研修センター 准教授
島根大学 総合診療医センター 客員教授 (副センター長)
東京都立病院機構 総合診療推進プロジェクト アドバイザー
日米医学医療交流財団 理事

岡山大学医学部卒（学士編入），ハーバード大学医学部大学院MHQS(医療の質・安全)修了．湘南鎌倉総合病院，東京城東病院，マヒドン大学臨床熱帯医学大学院，島根大学卒後臨床研修センター，同大学総合診療医センター，ミシガン大学医学部内科を経て現職．総合診療，地域医療，医療の質・安全，医学教育等の領域に精通(特に診断エラー学)．

ジェネラリスト教育コンソーシアム Editor in Chief，代表的書籍に「医療者のためのリーダーシップ30の極意」(翻訳,カイ書林),「身体診察免許皆伝」(医学書院),「マクギーのフィジカル診断学」(診断と治療社),「診断エラー学のすすめ」(日経BP社)など

1 医学を教えるということ
Teaching Medicine

"リーダーシップとは，自分の存在が他者をより良い状態へと誘い，その影響は自分が存在しない間にも続くことを言う."
Leadership is about making others better as a result of your presence and making sure that impact lasts in your absence.

Sheryl Sandberg *

＊ 編集部注：シェリル・サンドバーグ：1969 -，アメリカの IT 業界の経営者，活動家，作家である．2008 年に Facebook の最高執行責任者に就任．2012 年 6 月，サンドバーグは Facebook 理事会のメンバーによって役員の取締役に選ばれ，Facebook 初の女性役員となった． 2011 年米経済誌「フォーブス」の "世界で最もパワフルな女性たち 100 人" で 5 位に選ばれる．職場や学校での女性の "リーン・イン (割り込め)" 運動を唱え，2013 年「リーン・イン」を出版．二児の母でもある．

　最初に，典型的な教育現場を眺めてみることからはじめてみましょう．ある少人数でのレクチャーの冒頭に，教育担当する女性指導医はチームメンバー全員に対して，「生理学的に正常ではない病態を示す肺機能のフロ - ボリューム曲線を書いて見ようか」と指示しました．その指導医はさらに高学年生に対して，「これは USMLE＊の試験に必ず出るから重要だよ」と付け加えました．学習者たちが図を描くことに戸惑っているのを観察すると，その指導医は自分が学生に要求したレベルが少し難しかったことを認識し修正し，学生を卑下するのではなく，励ますようなアプローチをしました．「それでも正常な曲線が描けただけでも，素晴らしいこと．自分を褒めてあげましょう」

＊ 編集部注：USMLE; United States Medical Licensing Examination は，米国の医師免許試験．基礎医学分野および臨床医学分野に関する知識や技能をみる試験など，大きく 3 段階で構成されている．

このようなポジティブな励ましは，学習者に自信を与え，彼らはさらに難しいことに短時間で挑むことができるようになりました．セッションが進むにつれ，その指導医は個人やグループに対して，学習者の様々な達成レベルに合わせて質問しました．

次に，指導医は問いかけます．

「慢性閉塞性肺疾患の患者さんはどのような症状を訴えると思いますか？第一選択の治療法は何？患者が気管支拡張剤治療に反応したかどうかは，どのようにして判断する？急性増悪の場合，いつ抗生物質を投与する？」学習者が正しく答えれば，指導医は学習者の名前を呼びながら，「そのとおり！素晴らしい！」とハッキリと伝えていました．

その指導医は自分の知識不足を認め，謙虚な姿勢を見せ続けていました「その薬剤，ロフルミラスト*は知らなかった，今日自分も初めて知ったことでした．」

＊ 訳者注ロフルミラスト：経口の選択的長時間型ホスホジエステラーゼ４阻害薬

セッションの最後には，指導医は本音で語りかけました，「呼吸機能検査結果を読むときに，実際の曲線や検査結果を理解しようと読んでいる人はいます？検査結果についているレポートの解釈を読むだけの人は？」学習者の何人かが，実は専門家や検査技師の解釈だけを頼りにしていることを率直に認めましたが，その指導医はがっかりしたり，反省を促すような態度は示さず，むしろ，なぜ今日のこの講義が彼らの将来のキャリアにとって重要なのか，学習者を励ましたのでした．「だって，検査結果を自分で直接読むことができれば自分も安心できるようになるでしょ．」と．

さて，この実際の教育風景は，全国の病院や医療施設で行われている多くの同様の教育現場の一例にすぎません．指導医は往々にして個々の学習者のレベルに合わせ，心理的安全性を担保し，支持的で相互的な学習環境を作ることに専念しているものです．しかし，このような指導方法には，指導者側にも多くのエネルギーと献身的な努力が不可欠となってきています．特に，現代の医療現場における効果的な教育の提供を妨げる様々な課題を考えれば，まさにこのようなスタイルが必要となってきています．

▌課題は山積

　この数十年の間に，医学の世界，特に病院を取り巻く環境は急激に変化してきました．今日の指導医や学習者は，これまでとはまったく異なる，はるかに複雑で厳しい環境の中に置かれています．米国の医学教育を見ても過去にこれほどまでに医学の教育を行うということが困難であった時代はおそらくないでしょう．

　米国の医学部は現在年間約 2 万人の学生が卒業し，そのほとんどは 1,000以上存在する研修病院でトレーニングを受けています[1,2]．これらの研修病院は病院全体に対してみてみれば 5％に過ぎません．しかしこの 5％の病院は全米で 41 認定されている高度がんセンターの 98％，高度外傷センターの71％，全国の熱傷専門病棟の 69％，小児集中治療室の 63％を担っています[3]．学習者は，教育スキルや理論についてはほとんど，あるいはまったくトレーニングを受けていないことが多い指導医のもとで様々な内外からの圧力や障壁を乗りこえていかなければならないのです．これは外国の医学部を卒業した方でも同様です．

　医療知識と技術の進歩により，一人の医師だけで患者さんのケアを担当することはほとんど不可能になりました．現在では指導医は，患者，家族，または意思を決定する第三者をもケアを提供する際のパートナーとして，さらには看護師，技師，薬剤師，ソーシャルワーカー，理学療法士，作業療法士，栄養士，通訳，放射線技師，その他の専門家を巻き込んだ大きなチームの一人として貢献していく必要があるのです．2007 年に発表されたニュージーランドの調査では，内科系病棟に入院する患者さん一人あたりに関わった医療職の専門家の数は 17 人以上で，外科系入院の場合ではその数は 26 人以上であったことが報告されています[4]．

　実は効果的なチームワークを発揮するには，共感やコミュニケーションといった個人的な資質が必要になるのですが，これは一昔前の世代の指導医の間では特に意識されていなかったスキルです．古典的な医師中心の医療モデルは，患者中心あるいは人と人の関係性中心のモデルへと移行しました．全ての病院は，質の高い医療を提供すると同時に患者満足を高めることを主な目標の 1つに挙げており，文献によると，患者の良い医療体験が患者安全や，投薬，治療計画，予防ケアの遵守率の向上，医療ミスの減少，過剰な医療利用の低下と

いった重要な健康アウトカムと大きな相関を持つことが示されています[5]．指導医と学習者は患者やその家族と共に意思決定を行い，治療方針を決める際には患者の見解や目標を当たり前のように取り入れるようにしなければなりません．

また今日の指導医はかつてないほど時間に追われています．現在の指導医は昔以上に自分の患者を診ることに加え，教育や，事務作業，研究業務など病棟業務以外の仕事もする必要があります．患者の高齢化が進み，より複雑な問題を抱えた方を診るようになってきていますので，病院はかつてないほど早く退院できる患者を退院させて病床を回転させる必要が出てきました．結果的に，指導医を中心としたチーム全体が一人一人の患者さんと向き合える時間が少なくなってきているのです．昔であれば数週間程度は入院していたであろう患者さんでも，現在では数日で退院してしまうのですから，患者さんから直接的に医学的な問題や治療した後の効果などについても学ぶ機会が限られてきてしまっているのです．医薬品の数は増加の一途をたどり，承認された医療用医薬品数は 20,000 種を超えました[6]．臨床教育には欠かせないベッドサイドでの回診に費やす時間も相当減りましたし，代わりに保険診療の請求作業や，事務書類作業，電子カルテへの記載などのペーパーワークに費やす時間が圧倒的に増えているのです．

以前，ある指導医の回診に同行した際のことですが，研修医が患者さんの転送に関する連絡に対応するために何度も何度もチームの回診から離れなければなりませんでした．このような大量の事務的な行為がいかに学習者の学びの妨げになるか良い例です．チームのメンバーが色々な事務的なことのために入れ替わり離れるので，指導医は「マジで気が狂うよ！」と辟易していました．

米国では疲弊した学習者による医療ミスを減らすため，2003 年には研修医は病院で患者ケアに費やせる時間の上限が 80 時間／週に制限され，2011年には研修医の 1 回の連続勤務時間の上限が 16 時間に制定されました[7]．この働き方の改革により，指導医と学習者の双方に時間に対するプレッシャーが大幅に増加したと言えます．学習者は，同じ仕事量を短時間でこなす必要があり，指導医は複雑化する膨大な医学知識の習得を伝えるための時間が明らかに減りました．また学習者の勤務時間が短縮されたことで，指導医のスケジュールの調整も頻繁に行う必要があるようになりました．その結果，指導医は日によって異なることが増え，同じ患者を連続して診療するという本質的な経験こ

そが奪われ，チームの仲間意識は阻害され，指導医が行う教育の連続性が失われれました．

　指導医は自分のチームの目標を達成するために時間を賢く使わなければならず，効果的に教えることを妨げる多くの障害に直面しています，これは内・外問わずです．また指導医は数え切れないほどの個人としての毎日の生活と，医師としての業務との狭間で競合する要求に対峙しなければならないものです．指導医は学習者の自律性を尊重しながら，適切な臨床教育の経験を積ませ，患者の安全性と患者の医療施設での経験との程よいバランスを取らなければなりません．

　バーンアウト(燃え尽き症候群)とは，「職業に起因する精神的・肉体的な疲労困憊の状態」と定義され，医療従事者や学習者のかなりの部分が遭遇します[8]．文献的にはバーンアウトは医師や研修医に際立って多く，全体の半数以上が影響を受けるとされています[9, 10]．医師のバーンアウトは，医療ミスの増加，同僚との関係悪化，離職につながり，これらはすべて，患者の安全性と満足度，そして医療システム全体に影響を与えるのです[11-13]．また女性医師や医療従事者の中でのマイノリティは，生涯のキャリアを通じて差別，ハラスメント，マイクロアグレッション*等を経験し，バーンアウトや自殺願望などの深刻な悪影響につながります[14-16]．さらに医療へのアクセスやその結果に不公平や格差が存在もするでしょう[17]．これらの課題は，新型コロナウイルスによる COVID-19 パンデミックによってさらに大きく，可視化され，われわれの医療の提供や受け方に根本的な問いを投げかけ，変化をもたらしてきています．

＊ 訳者註：マイクロアグレッション；意図的か否かにかかわらず，政治的文化的に疎外された集団に対する何気ない日常の中で行われる言動に現れる偏見や差別に基づく見下しや侮辱，否定的な態度のこと

　教育者として，指導医は学習者のためにも病院施設における新しい時代の医療の模範とならなければなりません．これは学習者に対してチーム医療と患者中心の医療を背中で見せるロールモデルになるという意味です．昨今の大きな変化を受けて，指導医としての任務が大幅に複雑化していることを考えるとこれは並大抵のことではないと思います．

本書での学び

これほどまでにわれわれ，医師，学生，研修医を取り巻く数多くの課題がある中で，今回の挙げさせていただいた指導医たちは，自らが医学を真摯に深く学び，患者に寄り添う医療を心がけ，後進の医師たちを長年にわたって教え続けてこられた方々です．本章の冒頭でも触れたような模範とされる指導医としての姿は，医療の中にある本来の喜びを広めるロールモデルとして機能してきました．私たちは，彼らが実践している方法を理解し，それを他の医療従事者でも自らの実務において活かすことができるように咀嚼し，言語化することこそ価値があると考えました．

研究レベルの話をすれば，臨床教育の重要性から様々な教育プログラムの有効性を定量的に測定し，最適な方法を提案することを目的として数多くの調査が行われてきました．これらのほとんどの研究は，アンケートへの回答に基づいていて，現在の学習者が好む特徴や教育へのアプローチをリストアップしたものに過ぎません．つまり定量的なアンケート調査のみでは，本質的に重要な個々の学習者のレベルがあまり考慮されていません．例えば，医学生の段階では指導医に対しては優しさを重視する傾向がありますが，研修医の段階では自分に最大限の自主性を与えてくれる指導医を望む傾向があることがわかっています[18,19]．しかしどちらの研究手法でも単一の視点だけに着目しており，真の教育の実践現場では本来は他の多職種のチームメンバーや患者さんすらも学習プロセスに巻き込んだ臨床教育の全過程に目を向けることが必要なのだと思います．

これらの効果的な指導方法を論じた先行研究の多くは白人男性によって書かれたものであり，これらの著者らの経験は，女性の指導医だったり，色々なマイノリティ側であると自認している医師にとっても役に立つアプローチ方法やテクニックを応用するレベルまでは到達していません．

そこで，今回のわれわれの研究では全く異なる方法を用いています．本章の冒頭で紹介した指導医は，実は全米から選び抜かれた 18 人の優れた教育指導医のうちの 1 人で，その実際の教育現場の様子です．われわれ著者はそれらの優れた教育指導医が，実際に所属する自病院の病棟を回診している生の教育現場を質的研究の手法を用いて直接観察してきました．この 18 名の指導医には，1）本人に質的インタビュー調査を行うだけでなく，2）現在の医学生，

インターン，レジデントなどのチームメンバーや，3）かつての同僚であった医師にもインタビュー調査を行ってきました．このように，複数の視点を統合した綿密な探索的な質的研究の手法を用いることで，優れた指導医たちが一体どのように昨今の病院を取り巻く変化し続ける状況にマッチさせつつ，魅力的で効果的な学習環境を作り上げているのかを明らかにすることができました．

　本書が，指導医の皆様（また，将来指導医となることを目指している方々にも）に特に価値のあるものであると確信する理由は，これまでの医学教育研究が示してきたような単に望ましい教育者として特性をただ列挙するにとどまらない点にあります．ここで紹介する 18 人の優れた教育指導医が実際の病棟で，学習者や患者さんと実際に接する際に採用している具体的な戦略や方法，そしてその態度や言葉遣いに至るまで，極めて詳細に，そして生き生きと質的研究の手法を持いて描写しています．

　過去 10 年間を，指導医の新しい状況や，変化し続ける世界に適応するための努力について考察した書籍や雑誌記事は，比較的少ないものでした．本書は，そのような空白を埋めるべく，新任およびベテランの指導医が現在の課題に対処し，入院患者を適切にケアし，医学を学ぶ世代にインスピレーションを与えることを目的として作成されました．本書では，3 つの重要な質問を投げかけています：優れた指導医は，どのような学習環境を作り出しているのか？優れた指導医たちは，どのように学習環境を育てているのだろうか？そして，優れた入院患者ケアを提供するために，どのように様々なレベルの学習者に教え，手本とするのか？

　過去 10 年間の医学情報をみても，指導医が現在を取り巻く医療現場の状況や，絶えず変化する世界に適応するために努力している内容に関する書籍や雑誌記事は少ないものでした．この本は，そのような情報の不足を埋めるために，若手も経験豊富な指導医も現代の課題にどのように対処すべきか，入院患者にどのように適切なケアを提供するか，そして医学生や研修医を鼓舞し，どのようにモチベーションを高めるかを目的として作成されています．本書は，次の 3 つの重要な質問をテーマとしてその答えを追及する教科書であるのです．優れた指導医はどのような学習環境を作り出しているのか？そして，どのように質の高い入院患者ケアを提供しているか，最後にレベルが異なる様々な学習者達にどのように教え，どのように自ら手本を示しているのかということです．

著者たちの哲学とアプローチ

その答えを見つけるために，私たちは，あらゆる教育というものは，学習者が単に知識を受動的に受け取るだけではなく，積極的に参加する社会的なプロセスであるという仮定からスタートしています．指導医とチームメンバーは，継続的に人と人との相互作用を通じて，アイデアや価値観，意義を共有するコミュニティを形成し，最終的にはそれぞれが共有する現状や世界について深い理解を得ることができるようになるのです[20]．優れた教育指導医は，効果的なコミュニケーションと，どのような社会的状況においても適切な振る舞いという模範を後続へと示すとともに，自らの権威を主張するのではなく将来の医師が優れた指導を行えるよう他者を導くように尽力しています．このプロセスが最高の水準でどのように機能しているのかについて理解するためには，まずは優れた指導医を見つけることが肝心です．特に，専門分野は関係なく，一般病棟を回診して教育している指導医たちが候補となります．彼らの教育手法を正確に理解できれば，それは他の指導医にとっても非常に有益なガイドとなるはずです．残念ながら全国的な指導医のランキングなどというものは存在しませんので，私たちは，まず全米の主要な医学部の学部長やその他の高い役職の医師に，臨床教育の分野でベスト指導医賞や教育賞などを受賞している医学教育の専門家といった2つのグループの方々に候補者の推薦を求めました．次に，この推薦を基に優れた教育指導医を特定しました．またどの医学部を選ぶかにあたってはその大学が優れているかのみならず，医学部の経営資本や学生達のバックグラウンドの多様性までも配慮し，それらも反映した多様な選択を行うよう努めました．

その結果，2回に及ぶ本質的調査を通じて合計102名の指導医候補者を得ました．その後，地域性，患者層，参加者の背景にある性別，人種，民族の多様性，そして指導医としての経験を，最終的なグループ分けに反映させるように分類リストを作成して分析しました．結果として最終的に23名の参加者を選定し，そのうち18名が研究への参加に同意してくださりました．研究対象となった指導医の方々には，病棟チームと共に回診する様子を観察させていただき，メモを取ることの許可をいただいています（Box1.1）．それに加えて，質的研究をさらに進めるために私たちとの個別面談や，まさにその時点で指導している学生や研修医，実際に過去に指導された学習者とのインタビュー調査

の手配もお願いしました．本書に掲載されている私たちの観察結果や参加者のコメントは，個人を特定するものではありません．

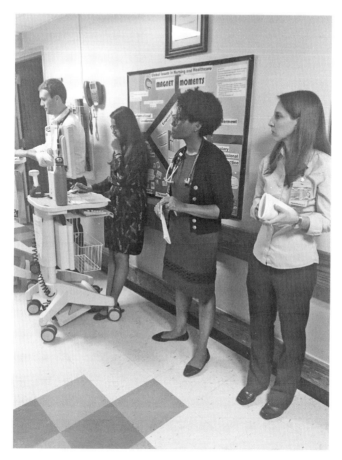

Box1.1　チーム回診で熱心に話を聞く指導医

　18人の指導医たちは自分たちを「素晴らしい指導医」と考えることに違和感を示されていて，医学教育分野への貢献が可能だと感じたからこそ，われわれの研究に参加してくださることに同意くださっていました．インタビューを通じて，彼らは私たちが他に参加させるべき優れた医師の名を挙げてくださいましたが，実際に私たちも，この優れた教育指導医のリストが，全国に存在す

る多くの優秀な指導医を網羅はしていないことを十分に認識しており，執筆時もそのことを念頭に置きながら書いています．医療現場の社会科的なプロセスを完全に把握することは困難であり，指導医の業務も例外ではありません．医療チームの行動や文化を理解するためには，彼らと共に回診を行い，日常の時間を共に過ごすことが不可欠でした．結果としてこのインタビュー調査を通じて，18人の指導医がどのような教育方法を最重要視しているのか，その手法を多角的な視点で捉えることができました．また，実際に直接指導してもらっている学習者へのインタビュー調査から，指導医の教育方法が最も重要な教育の受け手である彼らにどのように受け止められているかが明らかになりました．そして，過去にその18名の指導医のもとで学んだ医師たちのコメントからは，彼らの教育アプローチの長期的な効果に関して包括的な見解を得ることができました．なお，インタビュー調査の記録は，必要に応じて，その長さと明瞭さを保つために編集されています．

　筆者達はホスピタリストでありますので，病棟という環境の中で調査する上で，このフィールドに精通しているという明確な利点がありますし，執筆チームメンバーのうち2人は，病棟に頻繁に通い，チームリーダーとしての役割を担っている現役の臨床家です．筆者の1人は質的研究のプロである医療人類学者で，医療現場での質的研究を何度も行ってきています．

注意点：本書は外来診療を研究対象としていない点に注意ください．われわれは，現代の病院における病棟診療における教育手法に対して詳細な研究が特に必要だと感じており，私たちの特殊なスキルや経験がその分野に適していると考えてこの研究を実施しました．また，入院と外来では患者さんのケアに焦点を当てる部分が全く異なるため，外来教育はまた別の研究としての価値があると考えています．同様に，クリニカルセッティングにより教育手法は変わりますので，集中治療室や専門性の高いケアユニットではなく，一般内科の病棟にフォーカスしています．実際に医学生や研修医の教育の現場として最も日常であり，幅広く，多様性に富んでいると私たちは考えたからです．実際に一般内科病棟に入院してくる患者さんたちは，本当に様々な症状や病態を持っていることが多いです．

本書では，18 人の指導医の特徴と指導方法をいくつかのカテゴリーに分類して整理し，まずは全体としての指導医を概説しています．続いて，それらの指導医がどのようにチーム意識や学習環境を築き上げ，教育を行い，患者とのつながりを深め，危機を乗り越え，患者 - 医師レベルの個人的な問題から地域，社会，国際的なレベルの問題をどのように解決しているのかを紹介しています．さらに，私たち自身の臨床家としての経験から得たアプローチやテクニック，リソースや逸話を交えて提供し，読者に新たな視点をもたらすことを狙っています．各章の最後には，おさらいとして主要なポイントをまとめ，これらのトピックに関する良い資料と簡単な解説を提示しました．最終章では，私たちが今回の質的研究から得た重要な知見をまとめています．

　調査を進める中で，18 人の指導医がそれぞれ持つ特徴的なスキルや個人的な資質が，彼らの医師としての生活の多様な場面で生かされていることが明らかになりました．例えば，ユーモアのセンスが学習者や患者にとっては非常に有益である一方で，その表現の手法は人によっては自虐的であったり，ジョークを交えるものであったりと，個々にかなり異なるものでした．私たちは，多くの学習者や指導医が，現在の医療環境において効果的であり必要であると強調している，臨床教育と患者ケアのさまざまな側面に焦点を当てています．

　また，本書に述べる行動やテクニックが，すべての指導医に適用可能であるわけではないことを私たちは認識しました．指導医一人一人の人生経験が異なるため，それぞれに独自の背景や専門知識がもたらされていることもわかりました．本書では，優れた教育指導医が用いる一般的なテクニックや共有されているテクニックを解説するとともに，医療界でまだ十分に語られていない側面とは何かについて明らかにすることも目的としています．後述しますが，私たちの観察やインタビュー調査から得た具体例に基づき，指導医がどのように独自の特徴やスキルを活かしているかを詳しく説明していきます．私たちは，これらの細かい部分や違いにこそ，指導医である読者にとって役に立つと考えるのです．

　最後に，本書の各章は似通った構成をしています．各章は，その章で議論される重要なアイデアを例示する引用でまず始まり，章の最後には，読者が学ぶべき 3 つの主要なポイントを明示しています．さらに，深く学びたい方のために，注釈付きで参考文献も紹介していますのでご活用ください．

Main Points

1. 時間的な制約，複雑な患者，医療危機，微妙な社会的状況，複数の医療分野の関与などが増えているため，主治医が病院で患者を指導し，ケアする方法を変更する必要が生じている.

2. 先行研究とは異なり，このプロジェクトでは，優れた学びの瞬間が行われる背景に特に焦点を当て，チーム（およびチームのリーダーである指導医）を質的研究の焦点として選んでいる.

3. 18人の指導医とそのチームを直接観察し，またインタビュー調査を実施した．これは，指導医が学習者に医学を指導する際に用いている具体的な戦略や方法，さらには言葉遣いまでを詳細に言語化するためである.

■ さらに学びたい方へ

Desai SV, Asch DA, Bellini LM, et al. Education outcomes in a duty-hour flexibility trial in internal medicine. N Engl J Med 2018;378:1494-508.

　米国の卒後医学教育認定評議会（ACGME）が実施した研修医の当直時間の規制は，研修医の学習，職務，福利厚生に影響を及ぼしました．この論文発表に先立ち，この規制に柔軟性が乏しいことが研修状況に悪影響を及ぼしているのではないかという懸念の声がありました．この考えを検証するためにこの研究では 63 の内科研修プログラムを対象に，ACGME が指定する 1) 標準的な勤務時間の規制方法と，2) シフト時間の制限やシフト間での最低休息時間を設けない柔軟な時間規制方法へのいずれかに無作為に振り分けられました．その結果，研究に参加した研修医とプログラムディレクターの間では意見が異なりました．研修医にとっては，ACGME の標準的な勤務時間規制に比べてフレキシブルな規制は，逆に教育に対する満足度を有意に低下させました．興味深いことに，2 つのタイプのプログラム間では，診療に費やす時間や費やした教育時間では有意な差がなかったにもかかわらずです．一方，フレキシブルなプログラムの責任者は，ACGME が指定する標準プログラムの責任者と比較して満足度が高いことが判明した研究になります.

Lehmann LS, Sulmasy LS, Desai S, ACP Ethics, Professionalism and Human Rights Committee. Hidden curricula, ethics, and professionalism: Optimizing clinical learning environments in becoming and being a physician: A position paper of the American College of Physicians. Ann Intern Med 2018;168:506-8.

この論文によれば，研修医の学習環境を構成するカリキュラムには４つのタイプがあります．それは，1) フォーマルなもの(コース内容やコンピテンシーなど)，2) インフォーマルなもの (回診時の学習など)，3) 隠れたカリキュラム：hidden curriculum（明確に意図されていない教訓でロールモデルから学んだり，患者や同僚への敬意を持つなど），そしてヌルカリキュラム*（教えられる内容ではないもの；社会正義，患者アドボカシーなど）の４つの分類です．American College of Physicians (ACP) では，この中で隠れたカリキュラムを教える際のベストプラクティスについて３つの提言を示しました．第一に，非公式であり，隠されたカリキュラムでは，正式なカリキュラムと矛盾する部分があるかもしれません．そのような場合は教室で教えられていることを踏まえ，ベッドサイドでもそれが損なわれることなく，むしろ強化されるように，一貫性をもって取り組む姿勢が必要であるということです．次に，施設の教育環境と文化は，「尊重すること，探究心を持つこと，誠実であること」を奨励する一方で，プログラム参加者全員に「倫理，プロフェッショナリズム，ケアの提供」に関する懸念があった際にそれらを提起するために必要な方法と保護する方法を用意する必要があると述べています．最良の振る舞いを教え，模範となることが必要になってきています．最後に，ACP は，研修プログラムの指導者が，倫理的問題についてオープンに議論すること，意思決定の一部として価値観を明確に活用すること，研修医に教えるプロフェッショナリズムの中心に患者の幸福を置くことを含んだ「強固な倫理文化を創造し維持する」ことを推奨しています．ACP は，隠れたカリキュラムを可視化し，研修プログラムのカリキュラムに明確に組み込むことを推奨しているのです．

---

* 訳者注：ヌル・カリキュラムとは，教育現場で明示的に教えられていない知識や経験のことをさします．

Nickel WK, Weinberger SE, Guze PA, et al. Principles for patient and family partnership in care: An American College of Physicians position paper. Ann Intern Med 2018;169:796-9.

　患者とその家族をケアモデルにどう巻き込むかは，長らく討論と調査の対象でありました．ACP はこの学会の立場を表明する論文で，患者とその家族とのケアにおけるパートナーシップに関する三つの原則についてあるべきスタンスを定義しています．まず，患者と家族には，個々の人としての尊厳と尊敬をもって接するべきであるということ．それは彼らのニーズや懸念に，配慮と共感をもって応えることから始まるとされます．次に，患者とその家族は，ケアの計画と実行のすべての面において（彼らが選ぶレベルで）積極的に関与すべきでることが挙げられています．特に，ケアは患者に「対して」や「のために」行うのではなく，「共に」行うべきであり，患者と医療者の間のパートナーシップをより強調すべきであるとされます．最後に，将来の医療システムを改善するために，患者と家族は改善のために協働で取り組むべきです．なぜなら，患者と家族が提供する視点は医療提供者の視点では考慮されにくいからです．患者とその家族が果たすべき役割は，年々大きくなってきましたが，医療をさらに改善に導くべく，より重要になっていくでしょう．

Wachter RM, Verghese A. The attending physician on the wards: Finding a new homeostasis. JAMA 2012;308:977-8.

　この論文は医学研究分野で米国を代表する Wachter 先生が書かれており，指導医の役割と責任が時代とともにどのように変化してきたかについて述べられています．ベテランの指導医と若い指導医の教育アプローチを比較し，新しいアプローチと教育現場を取り巻く環境に対応するためにシステムの変更が必要であることを指摘しています．例えば，教育機関としての病院と，患者ケアのための病院との両立には相応の必要なサポートが必要であることを強調しています．

2 Unique Individuals, Shared Qualities
ユニークな個人，共有された資質

"仕事に喜びを見出すことは，若さの泉を発掘することだ."
To find joy in work is to discover the fountain of youth.

Pearl S. Buck [*]

---

[*] 編集部注：パールバック：(1892-1973) 米国の小説家．1931 年に代表作『大地』を発表して 1932 年にピュリッツァー賞を受賞．『大地』は『息子たち』『分裂せる家』とともに三部作を成す．1938 年にノーベル文学賞を受賞．

　私たちが実際に観察しインタビューした男性・女性指導医の 9 人ずつは，ある面で見れば極めて多様な人たちです．初めから内科を専門にしたいと思いながら研修に入った人もいれば，研修の途中でサブスペシャリティーへとはまった人もいます．また，ある指導医は最初は精神科医としてキャリアをスタートさせていますし，他の方は整形外科医としてキャリアをスタートさせています．さらにある人はその州のアメリカンフットボールの選手として活躍し殿堂入りを果たし，ある人は医学部の卒業生総代を務め，またある人は地元や全国のさまざまなメディアに定期的に出演するような有名な方もいます．18 人はそれぞれの個性的なスタイルで診療や教育に当たっているのですが，その個性が本当によく出ていると感じました．廊下で通りすがりの人に挨拶をし，チームと常に冗談を言い合う，歩く太陽のような人もいれば，もの静かですが効果的な方法で温かさとユーモアを伝えている方もいました．ある指導医は自他ともに認める内向的な性格ですが，チームや患者さんにはあえてその性格を消して振る舞っている人もいました．ある指導医は回診の際に患者さんとじっくり向き合っていましたし，人によっては他の指導医よりも回診に多くの時間とエネルギーを費やしていました．ある一人の指導医がこう言われたことが鮮明に残っています．

　「自分が医師ということを，医学を，好きであるのならば，たとえ人と違っ

ていたとしても自分に合ったやり方を見つければいいんだよ．人と違うことを
恐れないで前へ進むといい」．

病院総合診療医学 (Hospital Medicine) の台頭

　上述したそのような違いこそあれ，18 人の指導医にはいくつかの共通点が
ありました．ほぼ全ての人が医学の歴史上最も急速に発展したと言われるホス
ピタリストと呼ばれる専門分野の医師です．歴史的にイギリスや他の国などの
病院では，昔から入院患者を専門的に診る医師がいましたが，米国では昔はほ
とんどいませんでした．1996 年，カリフォルニア大学サンフランシスコ校
の Robert Wachter 博士と Lee Goldman 博士が執筆した New England
Journal of Medicine 誌で発表した論文で，「ホスピタリスト」という新しい
言葉が生まれ，入院患者にはホスピタリスト，外来患者にはプライマリ・ケア
医 (米国のシステムを本邦に完全に当てはめるのは困難ですが，家庭医，かか
りつけ医ということになります) という新しい，より効率の良い役割分担が必
要とされてきました [1]．この専門性の役割分担によりプライマリ・ケア医はよ
り外来患者にもっと時間を割くことができる一方で，病棟診療が必要な患者の
ケアを行うホスピタリストは，常にその患者のそばにいることが保証されたと
著者らは述べています．

　種はまかれ，そして 20 年以上の月日を経てこのホスピタリストの運動は，
今や米国で 60,000 人を超える数に膨れ上がっています [2]．今やホスピタリ
ストはアメリカの病院の 75% で見られ，それは内科医に限られたことではあ
りません．現在では，整形外科病棟専用のホスピタリスト，脳神経科病棟専用
のホスピタリスト，産科婦人科病棟専用のホスピタリストなどが存在するよう
にまでなりました [3]．現在ではホスピタリストは病院最高経営責任者 (CEO)
や，チーフ・エクスペリエンス・オフィサー＊，医療情報技術部門のリーダー，
患者安全と質改善のリーダー，研修医や医学部の研修プログラムのディレク
ターなどとしても活躍しています．ホスピタリストを躍進させたこの運動は，
米国の病院施設やそこで提供させる教育を変革していくうえで重要な役割を担
いましたし，患者の入院期間を短縮し，患者の健康 (30 日死亡率や再入院率
など) と患者安全のアウトカムを向上させ，無駄なコスト削減を推進すること

に貢献してきました．さらに，このホスピタリストたちの活動は，医療業界の中でも米国政府や国民が医療に期待する圧力を受けて，質の高い患者中心の医療を推進する重要な立役者としても貢献してきました[4]．

---

* 訳者註：チーフ・エクスペリエンス・オフィサー Chief Experience Officer(CXO)：本邦の医療施設ではまだ極めて珍しいかもしれませんが，米国の中核病院では要職の一つです．企業や医療組織上での役員の一人で，顧客体験（Customer Experience）または患者体験（Patient Experience）の総責任者になります．この役割の主な目的は，顧客や患者がサービスや製品を利用する際の体験を設計，改善，監視することにあります．特に医療機関におけるチーフ・エクスペリエンス・オフィサーは，患者が医療サービスを受ける全過程において，質の高いケアが提供されるよう努めると同時に，患者やその家族が受けるケアの質についてのフィードバックを組織内で共有し，改善策をリードする役割を務めています．これらの要職は，患者の満足度の向上はもちろんのこと，患者の経験を通じてわれわれの医療提供の質を向上させていくことが期待されています．このように，学問としての Hospital Medicine は病院内のありとあらゆる課題や問題を横断的・俯瞰的に認識し，原因を見つけ，チームで改善していくことを得意としています．

▌共有する資質

　私たちが調査した 18 人の指導医には，他にも多くの共通点があります．例えば，仕事に対する情熱は非常によく似ていました．自分の知識も，教える技術も，常に向上させようと努力しています．そして，学習者や患者さんからの質問に対しては，自分が間違っていたり，答えを知らなかったりすることを躊躇なく認めていました．これらの指導医について，元教え子の一人が語った言葉が，共通する資質を表していると思います．

　「どんなに多くの賞を受賞し，偉く，指導的立場にあったとしても，結局のところ患者さんを診ることが本当に好きで，教えるのが本当に好きな医師でし

た．何かをやり遂げてやろうとか，何かを手に入れようとかそのような感じではなく，ただただ自分がやっていることに集中していて，そして嬉々としていました．」

　また，18人のうちの一人は，自分の天職につけて大きな喜びを感じていると断言しています．その彼の逸話がありまして，休日に出勤したときに病院スタッフは驚いて「ここで何をしているんですか!?　今日はクリスマスですよ」と声をかけたところ，その指導医は「私はとても恵まれている．だから，今日もここにいるんだよ」と答えたそうです．

　どんなに困難と言われるミッションでも達成するうえで最も強力なものは喜びながら実行することです．スティーブ・ジョブズは，「最高の仕事をする唯一の方法は，自分のやっていることが心から好きであること」と言っています．その18人の指導医が教えることを楽しんでいることができるのは，他者への興味，特に自分でその道を選び歩んでいる若い人々への強い関心からきています．彼らはまた新しくローテーションしてきた学習者や研修医としてだけではなく，個人としてチームメンバーの一人一人を知ることに喜びを感じており，彼らの会話はしばしば院内での内容を越えていきます．多くの場合，その指導医たちは学習者に対してメンターやコーチ*としての役割を担っていますし，彼らがプロフェッショナルな道を歩み続けていくことをサポートしているのです．

---

*　訳者注：メンターとはわが国ではあまり聞きなれない言葉かもしれませんが，一般的にプロフェッショナルな職業人を高いレベルで育成する模範となる指導者のことをメンターと呼びます．メンターとしての種類は下記のように分類されることもあります．もちろんこれらの種類は，時に大きく重複しています．
　古典的メンター：長期的なガイダンスを提供し，個人のキャリアパスと成長を形成するのに役立ちます．
　コーチ：特定のスキルの開発や特定の問題に対処するために，より構造化されたガイドを行います．期間限定で成長のゴールと課題に焦点を当てることが多いです．
　コネクター：ネットワーキングを助ける人で，メンティーをその分野の他の専門家や機会に紹介します．

引用：Chopra V, Arora VM, Saint S. Will you be my mentor?-four archetypes to help mentees succeed in academic medicine. JAMA Intern Med. 2018 Feb 1;178(2):175-176. doi: 10.1001/jamainternmed.2017.6537. PMID: 29181497.

　ある女性指導医の話ですが，回診のはじめにチームメンバーの一人一人にその日の体調を5段階で尋ねていました．そして一人一人に対して「何が原因？今日は4.5点だと感じるのはなぜ？ 0.5を減らしたのはなぜ？」，「昨日の午後に学んだことは？」と興味を持って質問を続けていました．興味深いことには，朝寝坊をしたことを恥ずかしそうに話す学習者に対しては，「いやいや，あなたの身体がそれを本当に必要としていたんだよ」と優しく答えていました．学習者一人一人がコンディションを発表し終わった後は，今度は自分が同じようにスコアと理由を発表しました．彼女は「4.8点」と答えました．その理由は，7時間の睡眠をとるように努力していることと，前の晩に自分の息子と今後成長していく方法やインポスター症候群について会話することができたので，個人的にとても有意義だと思ったからと話しました．それから患者さんの一人が自宅に退院するために必要な介護器具の手配が終わったと聞いて，指導医は「よっし，これで私は満点を超えたわ！」と一緒に喜んでいたのです．

　選ばれた18人の指導医全員が高い知性とスキル，そして医学の知識を持つ医師でした．

　一度だけチームに加わったというある教え子のインタビューでは「先生は自分も聞いたことのないような身体診察をとにかくなんでも知っていて，さまざまな所見の尤度比のデータとかが頭に全部入っていたのです！」と述べていました．

　学習者と過ごす時間の間はその卓越した18人は，回診が始まる前，患者さんと過ごす時間も，部屋から部屋の移動中も，階段で移動する間のわずかな時間でも，常に自らの持つものを精一杯共有しようと色々な方法を探索し続けていました（Box 2.1参照）．われわれは教育回診が終わった後も，ただひたすらチームの皆へ教え続けるそれらの指導医を観察していました．全員が患者の病態を治療し，患者の命を救うことができる知識を持っており，できるだけ多く若者たちへ共有しようと尽力していました．

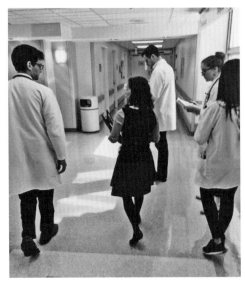

Box 2.1　一瞬一瞬を利用して効果的にティーチングする指導医.

　自分の仕事を心から愛している人なら誰でもそうだとは思うのですが，その18人の指導医たちは，さらに自分の仕事を改善するために，常にアンテナを張っていました．医学論文を常にチェックし，新しい科学的なファクトを常に探し求めていました．ある学習者は，そのお世話になった指導医のことを「とても好奇心が強い」と言い，「学ぶこと，新しい知識を一緒に発見し共有することをとても大切にしている」とも語っていました．ある指導医は，以前に診ていた患者さんをフォローアップするために「文献を調べ尽くした」とチームに話していました．極めつけは，その指導医はその論文の研究を行った人物に直接メールで問い合わせていました．これは誰でもまねできる方法です．メールの返信ではその研究者も経験したことがない，診たことがないという返答をもらったそうです．
　また別の指導医についての元研修医からの観察です．「研修医の一人に何か得意なミニレクチャーをしてもらうことになった際に，将来膠原病の道に進みたいので，血管炎についてレクチャーをすることになりました．しかし，そのときの指導医は熱心に座って研修医である私の話にメモをとっていたことを鮮明に覚えています．」

その指導医は迷うことなく学ぶ側に回る姿勢を持っていました．次に血管炎について知りたい人がいたら，その指導医が教える側に回っているはずです．

18人の選ばれた指導医達は，皆が自分自身と学習者の学習レベルの度合いを頻繁に確認し，改善する向上心を持っていました．ある一人のインタビューでは，回診が終わった後に「いつも，もっと違ったうまいやり方があったのではないかと考えるようにしている」と述べていました．例えばリサーチに関する課題を出したときに，自分の具体的な説明が足りなかった事実を認識し自分自身を戒めたそうでした．このような自己評価や認識の手法は自らの全てを改善させる方法として科学的に証明されています．2015年に発表されたある研究では，設定した目標に対する進捗状況を頻繁に振り返れば振り返るほど，目標を達成する可能性が高くなることがわかっています[5]．

質的研究の結果，明らかになった18人の医師に共通する特徴はまだまだありますが，それは次の章以降に各論として伝えていきます．一つ挙げると，特に際立っていたのはセンスの良いユーモアの使い方です．彼らのユーモアは，しばしばちょっとした雑談の中にさえ見られます．ある研修医が，ある患者さんの病態生理について，もっと具体的に教えてくれないかと尋ねましたが，緊張しないようにユーモアを含めました．時には自虐的な内容は効果的です．

ある指導医は回診中に「OK，私は何も知らないと思ってプレゼンしてください」とチームに伝えました．間を置いて「あ，でもいつも何も知らないのに話してるくせになんて言わないでくれてありがとう！」と続けました．また病院の通訳サービスとのやり取りでは，「私の下手なスペイン語なんて聞きたくもないでしょう？」と，笑いを生みながら労いを伝えていた人もいました．

興味深いことには，このような自虐的なユーモアが雰囲気リラックスさせ，快適なものにするのに有効であると答える指導医もいれば，完全に避けた方がいいという指導医もいたことです．これは特に，比較的若手の指導医で女性医師 だったり，医学界におけるマイノリティ側に属することを自覚している方に多く，この種のユーモアを使うことで学習者や患者，他の医療スッタフがチームリーダーとして自分の判断を疑い，信頼を損ねるからと話していました．逆に，このような意見の指導医は，真剣に話を聞いてもらうためには，自分の知識や能力を積極的にアピールする必要があると感じているようでした．

この後の章では，医療界ではあまり語られることのなかった指導医としての視点と，彼らがどのように教育者として活躍しているかについて紹介していき

ます．18人の指導医が好むようなチームの環境や雰囲気，教育へのアプローチ方法を探索することで，どのようにその環境を作り，維持しているかについて様々な方法を述べていきます．

Main Points

1. この質的研究に参加している指導医のほとんどは，病棟患者のケアを専門とするホスピタリストで構成されている．
2. 各指導医には，それぞれの個性的な診療スタイルや指導スタイルがあるが，驚くほど全員に共通する個人的資質や特徴があることを確認した．
3. 優れた指導医たちに共通していることに「学び続ける」という揺るぎない姿勢がある．

■ さらに学びたい方へ

Omid A, Haghani F, Adibi P. Clinical teaching with emotional intelligence: A teaching toolbox. J Res Med Sci 2016;21:27.

　EI: エモーショナル・インテリジェンス（自分や他人の感情状態を処理できる知的能力，心の知能指数とも呼ばれる）は，教育・芸術分野に必須の要素とされます．学生や研修医の感情の動きに臨機応変に適切に対応できることは，学習者の学びの過程を成功させるうえで極めて重要です．著者らは，Daniel Goleman 氏が開発した EI の概念に基づいて，EI が高く，臨床で成功している指導医が使用している 12 の方法を特定し発表しました．この研究では臨床現場での教育環境を中心に構成されていますが，研究で特定された良いだろうとされる方法について述べています．下記に紹介します．例えば，回診前には自分自身の感情の状態を知り，マネージメントすること．患者，チーム，自分自身にとって最低限の課題やゴールを確認すること．回診中には特に周囲の人とのラポール形成とその維持に重点を置くこと．ロールモデルを通じて教える際のプロセスを「見える化」すること，創造的かつ感情を揺さぶる方法で教えること，社会的・感情的学習を活用すること，学生や研修生を取り巻く社会環境を調整することで彼らが自ら学習できるようにすること，すべての人を取り

こぼしなく支援できる教育環境を作ることなど．そして，回診の後には双方向性の対話型のフィードバックを用いて自分自身の指導について評価をする．最後に，学習者や患者さんに寄り添う姿勢を持つことが述べられています．

Salim SA, Elmaraezy A, Pamarthy A, Thongprayoon C, Cheungpasitporn W, Palabindala V. Impact of hospitalists on the efficiency of inpatient care and patient satisfaction: A systematic review and meta-analysis. J Community Hosp Intern Med Perspect 2019;9:121-34.

医療および医学の分野では，ホスピタリスト(病院総合診療医)は明らかに新参者です．そこで多くの研究者が，在院日数，コスト，再入院率，死亡率，患者満足度などの一般的な医療の質の指標を用いてその有効性と効率性を調べてきました．これは中でもホスピタリストと非ホスピタリストがマネージメントした場合の診療の質とサービスを比較することによって，その診療のアウトカムついて報告した論文です．Salim 氏らが行ったシステマティックレビューとメタアナリシスでは，ホスピタリストによる診療は在院日数が有意に短縮されることが示され，上述したその他の指標においても非ホスピタリストによる診療のアウトカムと同等かわずかに優れていることが明らかになりました．ホスピタリストによる診療は，非ホスピタリストと比べた場合でも同等の医療の質を提供しながら，さらに入院期間と患者満足度の点でもより優れていたことを示しています．

Wachter RM, Goldman L. The emerging role of "hospitalists" in the American health care system. N Engl J Med. 1996; 335: 514-7.

米国の医療システムにおけるホスピタリストの新たな役割と将来の可能性について議論している論文です．著者は，ホスピタリストの専門分野が発展すると考えるさまざまな理由を述べていますが，その大きな理由には，医療費を削減しようとする圧力，複数疾患複数の病態を持つ患者に対応できる医師の必要性，リソースを活用し患者の状態の変化に迅速に対応するためリホスピタリストの能力などが述べられています．Wachter 氏と Goldman 氏の両者は，ホスピタリストモデルが直面するいくつかの反対意見についてもこの論文で概説しています．

3 声にならない声に耳を傾ける
Underrepresented Voices

"多様性の中に統一性を持たせることができるかどうかに，人類の文明の美しさがあり，試練がある."
Our ability to reach unity in diversity will be the beauty and the test of our civilization.

Mahatma Gandhi [*]

---

[*] 編集部注：マハトマ・ガンジー（1869-1948）：インド独立の父.「マハートマー」とは「偉大なる魂」という意味で，インドの詩聖タゴールから贈られたとされるガンディーの尊称である.

　歴史的に疎外されてきたマイノリティ側に属する人々は，長い間多くの困難に直面してきました．医学界におけるマイノリティとは American Medical Colleges（米国医科大学協会）によれば「一般人口に比して医療従事者の数が少ない人種・民族集団」と定義されています [1]．特に女性や様々なマイノリティ側に属する人々は患者，家族，上司，同僚，他の医療従事者からの差別，潜在意識下でのバイアス，時には嫌がらせなどの困難に直面してきていました [2-5]．それらの不適切な行動や偏見は，目で見える個性 (アイデンティティ) や目に見えない個性によって生じるもので，年齢，性自認，人種，肌の色，宗教，色覚や聴覚障害等，多様な特徴や特性に基づくことがあります．よくあることですが，例えば女性医師やマイノリティの医師は，しばしば医師ではなくコメディカルスタッフとして勘違いされていたり，リーダー的ポジションではないだろうと無意識に考えられやすかったりします．一方，米国では無意識のうちに，「白人」で「男性」ということが，本人達がトレーニングしてきた内容やそのレベル，チーム内での本当の役割にかかわらず，彼らは医師のリーダー的ポジションであろうとみなされやすいのです．これは歴史的にも西洋医学において白人男性が優位であったからなのですが，ある意味しかたがないことかもしれません．それもそのはずで 1960 年代に医学部に入学してくる女性の割合は僅か 6% に過ぎなかったからなのです [6,7]．その後，女性入学者は

2021 年までに 55% に増加してきましたが[8]，それでもなお，同時点で女性は准教授職で 41%，教授職では 27% しかいないの現状があります（American Medical Colleges のデータより）[9].

---

* 訳者注：翻訳者チームが実施してきた同様のわが国のデータでは 1980 年から 2020 年にかけて，女性医師は 21.1% にまで増加しています．役職別に女性医師の割合は，助教で約 30%，講師で約 16%，准教授で 13% ですが，教授職になると約 9% と極端に低くなっています．(Kono K, Watari T, Tokuda Y, JAMA Network Open. 2022;5(12):e2247548)．また調査時点で全国の大学病院長と医学部長に女性医師は 0 でした (Watari T, et al. JAMA Network Open.) であり，専門医として主要 19 学会の理事における女性医師割合は 7% であり，女性理事は 0 でした (Watari T, et al. JAMA Netw Open. 2024;7(1):e2351526.).

　このような課題が存在することを認識し，私たちは優秀なこれらの女性やマイノリティに属する指導医たちが，性別や人種・肌の色による様々な課題を克服するために取ってきた戦略をより深く理解し，記録することが極めて重要であると考えました．女性やマイノリティが抱える問題の種類や，それらを解決するための教育機関毎の取り組みについて論じた文献は数多くありますが，この問題に立ち向かうために個人が行ってきたテクニックについて研究されたものはほとんどありません．本書の第 1 版を発表して以降，私たちのチームは，6 人の卓越した女性指導医（そのうちの何人かは，前述した医学界におけるマイノリティに属する方々です）を追加し，回診時の彼女たちの行動を観察し，質的インタビューを行いました．また彼女たちの下で学んだ方々に着目して同様にフォローアップしました[7].

　本章の目的は，この課題の全てを解剖し尽くすことではありません．個人のユニークな人生経験を完全に把握することは不可能ですので．また女性やマイノリティの課題に対して解決策となる普遍的な公式を示すものでもありません．むしろ，ロールモデルとなる女性医師やマイノリティであるリーダーたちがこれらの課題を克服するために取ってきた戦略の大枠を示すものです．これは，私たちが質的調査で学んだそれらの女性指導医やマイノリティの属性に焦点を当てることで実現できました．われわれの願いは，気づかれないほど頻繁

に直面しているであろうこの課題や苦労がなくなる日まで，今回のとりあげた指導医たちが取ってきた戦略が広く知られ活用されることで，この問題に直面している人々を勇気づけることができればと思っています.

バイアスとハラスメントの軽減

　回診に同行して彼女たちとの学習者や患者とのやり取りを直接観察し，指導医自身の現在・過去の学習者へのインタビューを通じて，女性やマイノリティである指導医がそれらの業務の中で用いてきた共通する戦略を特定しました.それぞれの課題，時には複雑に入り組んだ課題に対処するために用いる手法は重複する可能性はありますが，ここでは女性指導医であることと，マイノリティであることは別に分けて論じようと思います.

　まず，女性というジェンダーに基づく課題を解決するために用いられていた戦略について，これから3つの主要なテーマに分類して説明します[7].

1. 女性指導医は医師のチームリーダーであると意識的に位置づけている.
2. 女性指導医は意識的にジェンダーに基づくステレオタイプに対応する.
3. 女性指導医は，自分の特徴的な資質を意図的に解釈し，それを受け入れている.

1. 意識的にチームリーダーとして扱う

　読者の皆様も周囲の女性医師と話していると，看護師や，理学療法士，技術者，または医師以外のコメディカルのスタッフと間違われたり，そうだろうと思われたりしたときなどのありふれた経験を聞くことがあるかもしれません.あるいは，医師としての職務とはかけ離れた頼み事を頼まれたと訴えることもあるかもしれません. そのため，医療のような専門職の環境では女性独自のそれらの感情は次第に埋もれていきます.

　ある指導医は，このようなことを訴えていました

「女性の指導医は誰しも,別のケアの職種と勘違いされることが頻繁で,看護の領域の手伝いを頼まれることがとても多いですね.おそらく私は,男性医師と比べたら,ずっと多くの患者さんをベッドから降ろすのを手伝ってきましたし,頼まれたら多くの水を運んできたと思います」.

インタビューを行った元学習者も同様な事例について言及していました.例えば

「その指導医の回診についていると頻発したのですが,彼女は黒人でかつ女性だったので,私たちが皆で部屋に入ると,患者さんたちは白人男性の医学生を指導医だろうと勘違いするのです.だから,とても気まずいのです.」

このような状況を回避するために,何人かの女性指導医は回診時や患者/家族との面談時に意識的に白衣*を着用し,指導医であること,チームの医師の一人であることを視覚的に示すことにしていたとのことでした(Box 3.1 参照).

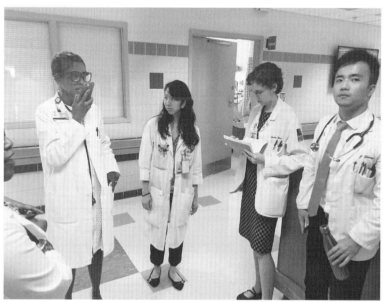

Box 3.1　白衣を着た女性の指導医とチームのメンバー

われわれのある病院の訪問調査では回診時にチームの女性全員が白衣を着用し，男性は一人も着用せずに患者を診察している風景を目撃しました．この戦略について，教え子の一人はこのようにコメントしています．

「白衣を意図的に着るのは，部屋に入った瞬間に看護師と間違われたり，"おねえちゃん"と呼ばれたりすることがあるからです」．

---

*　訳者注：米国の医療者の業務時の服装スタイルはカオスです．学生も研修医も指導医の雰囲気や厳格性など空気を読んで服装を上手に決めています．フランクな指導医の場合にはミシガン大学の名前が入ったTシャツなどで回診しています．しかし周囲から尊敬されるような教授や，推薦書を書いてもらいたいビッグネームの教員が指導医である場合には学生の判断で自主的にネクタイをしたりと，滑稽なほど変化が激しかったのを懐かしく感じます．これまで数多くの米国指導医の回診に参加していましたが，女性医師は経験的にも100％白衣を着用していました．そして，Lauren先生が初日の回診の導入で「自分が白衣を着る理由」を語っていたのは正に上記の内容でした．逆に同僚のAshwin Gupta先生などは絶対に白衣は着ない主義で，より自分のスタイルに沿った患者中心性のケアを提供するためであるとの判断でした．このように，指導医毎の置かれた環境や立場で大きく異なることがわが国の服装規定とは異なります．

女性医師が，チームのリーダーであることを明確に区別するために白衣を着るというコンセプトを誰もが支持しているわけではありません．ジェンダーに対する固定観念は深く強いもので，単なる視覚的情報提示のみでは緩和されないと感じる人もいるでしょう．女性の教え子の一人は次のように答えています．

「白衣を着るということが役に立つとはあまり思いません．たとえ医師ですと自己紹介しても，患者さんは私を看護師だと思うことは多いし，男性の看護師がいたらあの人は医師だろうと勘違いすることもありますし，だから服装以外のレベルで判断している社会通念のようなものだと思っています．」

また，調査の中で患者やその家族は，男性医師がチームリーダーであることを自然と期待していることがわかりました．そのため，ある指導医が行った対

策は，自分を含めたチームメンバー全員の名前と役割を明確に紹介することで対応していました．ある患者さんがメンバーの役割を勘違いしたり混同したりすると，指導医は優しく訂正していました．実はこのようなバイアスは，患者側だけに限ったことではないということがわかります．

　指導医が女性であった場合に他の医療従事者から最終的な意思決定について投げかけられることが多いのは疑問です．ある女性指導医は，他の部門のスタッフから「で，先生の指導医は誰？指導医と話をさせて」と言われてしまうことがあると説明した．

　このような力関係は看護師や学習者，その他の人々との間でも感じられます．ある元学習者の話では，看護師とその女性指導医との間に衝突があったことを話題にし，指導医が看護師から，「男性医師とは明らかに違う扱いを受けており，その女性の先生の判断に疑問を持っているようでした.」
と話してくれました．

　このような場合は，女性指導医はベッドサイドで意図的に自信を見せることで，より効果的に対処することができます．同様の課題を克服するために，自分の考えや医学的判断を主張すること，そして男性医師よりも率直であることが重要となってきます．しかし，この種の自己主張がネガティブに受け取られることもあることはこの後に述べていきます．

　自分の判断に迷ったり不安になることで，インタビューした女性指導医の何人かはインポスター症候群と呼ばれる過剰な自信喪失体験があったようです．このインポスター症候群＊における課題は，ジェンダーの差を考慮することは重要ですが，原因となる特徴はジェンダー問題だけではありません．それについては，また後ほど解説します．

＊　訳者注：インポスター症候群（Impostor Syndrome）とは，近年わが国の医学教育分野においても注目を集めてきています．個人が自分の成功を内面的な要因ではなく，運や他人の誤解などの外的要因に帰する心理的パターンのことを指します．この症候群を持つ人々は，自分の能力を過小評価し，成果を達成しても，それが自分の真の実力ではないと感じることが多いです．この概念は，1978年に心理学者のポール・クランツとスザンヌ・イムズによって初めて詳述されました（下記文献参照）．彼らは，成功しているとされる女性たちが自己の成果を内面的な能力ではなく，偶然や

他者の過大評価によるものと捉えがちであると指摘しています．しかし，その後の研究では，インポスター症候群は男女を問わず，さまざまな背景を持つ人々に見られることが明らかになっています．インポスター症候群という病名のような名前がついていますが，公式な精神障害ではなく自己評価が低く，不安や抑うつなどの感情を引き起こすことがあるとされています．

（文献）

Clance PR., & Imes SA. The imposter phenomenon in high achieving women: Dynamics and therapeutic intervention. Psychotherapy: Theory, Research & Practice. 1978);15(3): 241-247. https://doi.org/10.1037/h0086006

2 意識的にジェンダーに基づくステレオタイプに対応する

インタビュー調査では，それらの女性指導医が職場でのやりとりでどのように振る舞っているかについて議論しました．しかし，上述したこの「特別な自信」は，綱渡り的な微妙なバランス感覚が必要であることが明確になりました．昨今ではマイクロアグレッション＊から差別，誰の目にも明らかなセクハラに至るまで，ジェンダーに基づく問題が公的に語られるようになり，指導医は「優しすぎる」⇄「積極的／攻撃的すぎる」と感じられる閾値の間の非常に細い綱をギリギリ渡っているようなものだと説明できます．

＊ 編集部注：意図的か否かにかかわらず，政治的文化的に疎外された集団に対する何気ない日常の中で行われる言動に現れる偏見や差別に基づく見下しや侮辱，否定的な態度のこと．

優しさや思いやりは女性的であるとされますし，積極性や自信は男性的とされやすいです．これらのステレオタイプな資質はよく論述されていることです[10]．同様に，これらの資質に対する周囲の人の認識や解釈は，当該者の性別によっても異なります．例えば，男性はよりアグレッシブであることが許され，それは「自信に満ちている」と解釈されやすいですが，女性がアグレッシブで

あると，たとえそれが軽度であっても「怒っている / 機嫌が悪い」と解釈されてしまうかもしれません．ある人のインタビューの中で，次のような本質をついたコメントを聞くことができました．

「女性の指導医にとって，もしあなたがとても有能で，ただ淡々と仕事をこなしていれば，あなたは「いい人」とみなされるでしょうね．でもそれは通常，女性が最初に受ける形容詞の褒め言葉だからです．だから私はいつもチームの女性メンバーには，「いい人でありたいのはよくわかるけれど，そればっかりが (女性だからといって) 最初に言われるのは良くないよね．とフィードバックしています．」

この綱渡りのようなバランス感覚は，「医者になるには若すぎる」「美人すぎる」など，不適切で有害なコメントがなされたときに，最も厳しく感じられました．発した本人たちにとって侮辱や軽蔑する意図はないかもしれませんが，このような発言は，プロの医療者としてのキャリアのあらゆる段階で，個人にとって重要でかつ問題な影響を及ぼすことに注意が必要です．例えば，米国の学生から専攻医にわたるすべての段階では，全体の 59% が何らかのハラスメントや差別を経験しています [11]．他に，医学部 1 年生に対する調査では 77% がマイクロアグレッションを報告していますし [12]，外科専攻医を対象とした調査では，不適切な行動の原因（加害側）として最も多いのは患者や家族であることが明らかになっており，月に数回不適切な行動を報告した人は，職業上のバーンアウトや，自殺願望を持つ確率が 3 倍高くなるという驚くべき統計的結果が報告されました [13]．しかし影響はそれだけにはとどまりません，例えば女性教員の約 2/3 に，男性教員でも 1/2 近くの指導医が患者や患者の家族からのセクシャルハラスメント * を報告していました [14]．

---

* 訳者注：翻訳者が実施した本邦の新研修医に対する調査では (回収率 70%) ではクリニカルクラークシップの期間，女性医学生 28.7% が，男性研修医でも 7.8% がなんらかのセクシャルハラスメントに遭遇している実態が明らかになっています (査読中)．また女性研修医の 27.6% が 1 年間で周囲の医師や指導医から何らかのハラスメント (Disruptive behaviors) に遭遇しており，男性研修医ではさらに多く 38.4% が遭遇

していました．このように本邦ではマイノリティに分類されない男性にとってもハラスメントは日常であることがわかります．

文献：Watari T, Sheffield V, Nishizaki Y, Tokuda Y. Differences in the resident encounter of disruptive behavior by gender. Med Teach. 2023 Dec 5:1-3.

　ハラスメントやマイクロアグレッションのシナリオを軽減するために女性指導医がとってきた振る舞いには，自らの女性的な特徴から敢えて距離を置き，個人的・身体的特徴ではなく医師としての職業としての資質へと自らの注意を向けることでした．指導医にとって自分自身の振る舞いを俯瞰的に意図的に調整することは真っ先に意識することでした．ある指導医は次のように述べていました．

　「女性の医師としてではなく，一人の医師として尊敬され，対応してもらえるように，古典的な女性らしさを出すことは意図的に避けています」

　さらに，これらの指導医は，化粧やアクセサリーをどの程度身につけるという自分のその判断が，自分の他者からの扱いにも影響があることを認識して考慮していました．何人かの女性指導医の話では，化粧やアクセサリーなどの見た目にこだわりすぎると，医師としての真剣さが失われることが多いとの見解でした．同様に，自分自身の服装の選択が他者から不適切で好ましくない言葉を受ける可能性もでてきます．ある指導医は「男性の同僚と一緒にいればと，もちろんそんなことはあまりないんだけどね」と付け加えましたが，卓越した女性指導医たちは服装や身だしなみ，さらには表情に至るまで，外見的な見た目を慎重に選び，女性らしさを最小限に抑えるようにしている配慮が必要でしょう．

▌3 個性的な資質を理解し，受け入れる

　女性にとって難しいのは，「どうすれば自分らしくいられるか」を考えなければならないことです．例えば，あなたの目標とするヒーローは誰ですか？あ

なたの好みは何ですか？あなたが得意で他者が真似できないようなことは何です
か？それらを見つけ出せば，自分の可能性を広げ，チームとしてもあなたを
違った角度から見ることができるようになるでしょう．

　われわれは上記のことばを「自分の個性的な資質を受け入れ，自分を自分た
らしめているものに寄り添う」と語ったある女性指導医から聞きました．本当
の自分を受け入れることは，性別に関係なく良いアドバイスです．特に医療現
場における典型的な男性医師に対するような期待には応えることができない，
肩身を狭く感じている女性指導医にとってはより必要なことかもしれません．
専門分野，コミュニケーション・スタイル，指導方法などはすべて，これらの
女性指導医が深く掘り下げて理解し受け入れた領域です．われわれが実施した
質的調査でも，このような資質こそ，何年経っても学習者の記憶に残っている
ことがわかりました．

　前述したように，対策をとったとしても，女性は自らの価値や適切性を疑っ
てしまいやすいという課題があります．いつか自分なんて大したことはなくて，
詐欺的だとバレてしまかもしれないという恐怖の感情が，本来の自分のユニー
クな良い特性すらも真に受け入れることを妨げてしまいます．同僚からの頻回
の疑義，他者から外見をどのように思われるかという懸念，自信を持って働く
ための日々の綱渡り的な振る舞いは，間違いなくインポスター症候群を内面化
する要因になってしまうのです．ある指導医は，

　「それでも私は個人的に物事を判断してしまう癖があるのです．例え 20 回
良い評価をもらったとしても，1 回でも悪い評価をもらうと，明らかに悪い評
価の方が正確で，私はやっぱり悪い評価の方なんだ！って思ってしまうことも
あるんです」．

　しかし，その指導医は 4 年連続でティーチングアワードを受賞した後に初
めて，

　「自分の中で何かが変わったような気がした，きっと自分は良い指導医で，
毎年個性的な医学生たちの心に響くことをやっているのかもしれません」．
と確信したそうです．

もちろん，すべての人が何らかの賞を受賞するという安心感と評価を得られるわけではありませんが（特に賞の選考過程には偏りがあるかもしれませんし），その分野で最も優れた医師であっても，自らに疑いの気持ちを抱くことがあるということを示すものです．このような考えや感情を押し返すには，インポスター症候群であることを認め，ポジティブで自己肯定的なメッセージを内省的に繰り返すことが必要です．調査に参加した複数の指導医が，自らへの疑念を解放することは，個人的にも仕事上でも効果的であると述べています．

ある指導医は，

「そのような迷いを捨て去ることができるようになることです．あまり思いつめず，放っておいた方がよいです」．

個人の努力や自己肯定感だのみでは，インポスター症候群を軽減できないかもしれません．その場合には9章で紹介する女性のメンターやスポンサーの役割が役に立つことでしょう．また女性同士のサポートネットワークそのものが，互いの業績や仕事を意図的にアピールすることに役立ち，インポスター症候群の感情を改善するだけでなく，成功事例を発信・公表することで個人のキャリアアップにもつながると指摘する人もいます．実際，メンターシップの重要性については，別の本が一冊書けるほどですので，実際にそうだと言えます[15]．

▌同じような課題，ユニークな経験

ジェンダーバイアスの結果として生じる共通の課題は，人種，肌の色，民族性によって，しばしば似たような形で現れます．時に，これらは女性が直面するものと区別するのが難しいかもしれません．各個人の人生経験はユニークであり，一般化することはできません．

マイノリティであることを自覚している指導医の中には，自分が所属する組織でリーダーとして認識され，昇進したこと（またはされないこと）に苦労していると話してくれた人もいました．ある指導医は，提供される役割の種類についてコメントし，次のように述べています．

「昇進とキャリアアップに関しては，"代表的でないマイノリティをもっと医学部に惹きつけるための委員会に参加しないか"と誘われるくらいにはあるかもしれません．もちろん，そういったオファーもありますが，例えば，フェローシップを運営したいかとか？それは，マイノリティとして，また女性として，より困難なことだと思うのです．」

調査の中でもインポスター症候群の根本的な原因を探ることは，女性であることと代表的なマイノリティであることが両方複雑に絡みあう指導医にとっては特に難しい問題であることが判明しています．

「というのも心の奥底で，今でも少し不思議に思うのです．もしかして自分が女性だから，マイノリティだから，こんなにチャンスをもらっているのではないか？という思いがあるからです．私は，自分が優秀な医師であることを知っています．教えることができるのも知っています．それは頭では分かっているんです...私はたくさんの素晴らしいチャンスを与えられてきましたが，頭の片隅で自分が本当にそのチャンスにふさわしい人物であるかどうかを確かめたいと思っているのです．」

人種差別，性差別，能力差別，年齢差別，そして目に見える個性や目に見えない個性に基づく差別は根強く残っています．しかし，同時に，それがあまりにも日常的過ぎること，自分たちの生活の一部に空気のように存在しているものです．その対処法としてある指導医は「それと共存することを学んだ」と話してくれました．
それらの指導医はどのようにして，チームに蔓延する偏見に立ち向かったのか気になります．それは，不適切な発言や問題のある発言に対して，自分自身が意図的に対応することで，内面を変化させることからスタートする傾向がありました．ギリシャの哲学者エピクテトスは，「私たちは外的状況を選ぶことはできないが，それに対してどう反応するかは常に選ぶことができる」と述べています [16]．
ある指導医は笑顔でこう言いました．

「誰も，あなたの同意なしに，つまり自分がそう思うことなく自分に劣等感

を植え付けることはできないと思います．エレノア・ルーズベルトが言ったことと同じですね＊．私はこの病院で，同じような女性たちと，何度も何度も同じような会話をしてきましたのでわかります」．

＊　編集部注：エレノア・ルーズベルト（1884 〜 1962 年）のことば「"No one can make you feel inferior without your consent."「あなたの同意なしには，誰もあなたに劣等感を抱かせることはできないのです」．彼女は，米国第 32 代大統領フランクリン・ルーズベルトの夫人で，「世界人権宣言」の起草を推進したことで有名

　私たちがインタビューした指導医たちは皆，特に社会から疎外されやすいマイノリティとされるグループに属する学習者を擁護し，患者には今の時代の考え方を諭すという点で，自らのロールモデルとしての立場を真剣に考えてきていました．時に患者さんから受ける不適切な発言について，ある指導医は次のように語っています．

　「ほとんどの場合，故意や悪意があるわけではないと思っています．私はただ，今はもうそれではいけないよということを伝えようとしているだけなんです」．

　また，アジア系の出身で現在へき地の病院に勤務する指導医は，

「私はこの田舎の地域で農家の人がだれもが知っている John Deere ＊のトラクターについて語れるような人間には見えないでしょうが（アジア人だし女性だし），でもどのような形であれ，そこにいる人とつながりを持ち，それをチームの手本にしようと努めてきました」
とコメントしています．

＊　編集部注：John Deere（1804 年− 1886 年）；米国の実業家で，草原の土壌で作業するのに適した鋤を製造した．

　また，女性やマイノリティを自認する人たちの中には，学習者との会話の中で，いかなる差別的な行為に対しても（それに反応するのではなく）どう対応

するかということを明確に議論している人もいました.

「今日一緒のチームの研修に対して座りながら伝えたのですね. "ほら, 例えばあなたに新しく会う人たちがいて, 彼らがあなたに会った瞬間, あなたを見たとき, 彼らの頭の中には何らかのイメージが浮かぶのが自然です. それは彼らが意地悪で差別的だからなのではなく, 人間の脳の潜在意識下によるものです. あなたがどれだけ自分がやるべき臨床ができるか, ただそれだけのことなの. どれだけ上手に臨床ができるか. あなたは多分それなりにはなるでしょう. でも, また次に来る人と全く同じではないはずです. そして…その事実は彼らに何か新しいことを教える機会になると思うのです.」

アメリカの作家であり, フェミニスト, そして市民権活動家である Audre Lorde は次のように述べています.

「私たちを差別するのは私たちが異なっているからではありません. それは, 違いを認識し, 受け入れ, そして違いを喜ぶことができない私たちの力の無さからきています.」[17]

女性指導医や, 医学界でマイノリティに属する人は, 未来の医師たちに対して, 自分たちの違いを受け入れ, その違いを実は価値あるものであることとして高め, 伝統的先入観に染まることなくむしろその違いを活かすように助言していました. これは他者とのコミュニケーションの方法にも適用できると思いますし, 私たちがインタビューしたある指導医の言葉からも明らかだと思われました.

「私は自分のコミュニケーション・スタイルが他の先生とは少し違うことは分かっているのです. 多分, 少しフォーマルではないし, 私の患者さんの部屋でのスタイルが変わっていると同僚や以前の教え子からもコメントをもらうから. もちろん他者には敬意を表していますし, 患者さんに命令的に何かを押し付けることもしません. つまり, 大事なことは会話であるべきですから. 私はトレーニングの早い段階で他とは異なる自分の特徴に気付くことができました. 自分がいる周囲の環境で適応させる必要がありましたが, 真の医療の実践

の場に出て,自分らしくいられることにより深く気づき,周囲の人の私のコミュニケーションに対する反応を見ながら,どんどんと自分なりの現在のスタイルに進化させていきました.結果的に,私は人と違っているということが本当に好きなのです.」

優れた指導医が学び手に与える影響について引き続き説明していきますが,指導医として自分自身をどのように受け止めているか,そして自分自身への信頼が,いかにチームメンバーの経験に影響を与えるかということを認識していました.

一人の指導医は,次のように述べています.

「私は,アフリカ系アメリカ人だから,アフリカ系アメリカ人としての経験を語ります.私はそれまで何年も何年もできるだけ自然に周囲と同じように振る舞おうと頑張ってきました.研修医としての最初の6か月間も同じようにしていましたが,本当に疲れました.そして,結果的に私はこう思うようになったのですね.自分で良いと.私が通った高校は,95%が黒人,5%がメキシコ人で,それ以外は0%です.だから私は歴史的に黒人の多い大学に進学して,そして黒人の多い医学部に進学しました.本当に周囲に合わせて同化する方法がわからないし,それって本当に疲れてしまう.だから,私は自分の肌の持つ意味に馴染んでいるし心地よいからこそ,関わる研修医にとっても素晴らしいことなんだろうと思っています.」

▌全体像の把握

ほとんどの医療機関は,医療現場における女性やマイノリティに属する人々の経験をより良いものにするために,組織の文化を改善する必要性は認識しています.多くの場面で,セクシャルハラスメント対策だったり,多様性に富んだ人材の採用,マイノリティである教員の採用,生活や仕事の多くの領域を統合して行われてきました.私たちの調査結果は,システムの改革する必要性をサポートするものですが,今回さらに深く掘り下げて,女性やマイノリティに

属する指導医が，偏見やステレオタイプに基づく課題を乗り越えるために用いている戦略を明らかにすることができました．もちろん私たちは，これらの戦略がすべての人に受け入れられるとは限らないこと，あるいは，すべての人にアピールできるとも限らないことを理解しています．今回調査した指導医たちが揃って強調したように，やはり自分自身を信頼すること，自分自身に忠実であることが重要であると考えられます．

　今回の質的調査で少し意外だったのは，女性指導医は女性学習者に自分の戦略を教えることに重点を置いていますが，自分自身の個人的な対応にはあまり関心がないことです．ジェンダーに関連する問題にどのように対処するかという質問に対して，私たちがよく耳にしたのは，指導医が学び手に対して，そのような問題となる状況に遭遇した場合にいかに対処すべきかどうかであり，自分自身が当事者として同様に対応するということに関してはなるべく控えているという少しの矛盾でした．これは，実際にハラスメントや偏見について自ら声を大にすることに抵抗があるからかもしれませんが，どの指導医にも，こうした問題に今後直面する可能性のある学習者に対しては真の配慮が感じられました．ジェンダー・バイアスが学習者に影響を与える場合，それが指導医やその役割において既に確立された人に向けられる場合よりも，はるかにマイルドであることが示されました．ほぼ全ての指導医が，若い医師たちがこれらの課題に立ち向かうために必要なツールを身につけることを強く望んでいましたし，当該分野への教育へ情熱を注いでいました．

　ハラスメント，偏見，権力の争い，無意識での差別等の様々な問題は，長い間，医療の現場に存在してきました．われわれ指導医は，自分はリーダーであると積極的に認識し，自分が持っているステレオタイプを意識的に管理し，自分の個性を受け入れることで，これらの課題を克服するための独自のアプローチを確立する必要があります．読者の皆様の周りの職場でも，今まさに，自分が正しく評価されるように，謙虚な優しさとそれでも言わなければいけない自己主張とのバランスをとりながら綱渡りをしている人がいるかもしれません．医療現場の文化が真の意味で公平で公正なものに変わるまで，多くの人が日々直面している課題を理解し，軽減するためにこの章の内容が役に立つことを願っています．

　一人では包括的で質の高い医療を提供することはできません．次の章では，医療中でチームがどのように生まれてきたかについて歴史的に探ります．何よ

り重要なことは優れた指導医たちがどのようにチームを作って運営しているかということだと思います．コーチとしての役割を果たし，相互信頼を築き，学習者を個人として理解し，患者をケアする無数の人々との効果的なチームワークはどのように育まれているかについて検証していきます．

Main Points

1. どの社会でも同様に医療の現場においても，角に追いやられたマイノリティは，差別，無意識の偏見，ハラスメントなどの複数の課題に直面している．これらの課題は，女性や様々なマイノリティにとって公平ではない．
2. 優れた教育指導医は，意図的にチームのリーダーとしての存在を自覚し，意識的にステレオタイプを管理している．自身の個性や特徴を意図的に認識し受け入れることで，ステレオタイプに基づく様々な偏見を回避している．このようなスキルを学習者に身につけさせることは，指導医にとっても特に重要だ．
3. インポスター症候群は，自分の能力を疑っており，自信がニセモノであることがばれてしまうことを恐れ，それらが内面化したまま持続する．指導医はこの現象を敢えて認識し，意識的に自分自身への疑いを晴らそうとしている．

■ さらに学びたい方へ

LaDonna KA, Ginsburg S, Watling C. "Rising to the level of your incompetence: What physicians' self-assessment of their performance reveals about the imposter syndrome in medicine. Acad Med 2018; 93: 763-8.

　インポスター症候群とは，長年の教育や訓練を受けてきたにもかかわらず，自分がその職に就く資格などないと感じることであり，医療に携わる人たちの間でよく見られる現象であるとされます．医療業務上に発生したエラーは，不安や罪悪感，特に自責の念を強く引き起こすことがあります．この論文における質的な研究では，28人の医師を対象に業務上でうまくいかないことに対する考え方に関して調査しています．その結果，医師は一般的にインポスター症

候群を経験していることが判明しました．このインポスター症候群を経験した研究参加者は，自信喪失の度合いが極端に高く，通常は不安を補ってくれる存在である同僚からのポジティブなフィードバックを受けることができない傾向が見られました．この研究結果から，すべての医師が，キャリアのいかなるステージにもかかわらず，インポスター症候群を発症する可能性があることが明らかになりました．このような強い自信喪失の引き金となる主な要因は，頻繁な役職や役割の変化や新しい仕事に挑戦することです．しかしこれらの要因は，残念ながら医学界では日常的なことです．苦悩する学習者や同僚をいち早く認識することは，業務上の問題改善やサポートを受ける場を作る上で非常に重要です．

Pololi LH, Civian JT, Brennan RT, Dottolo AL, Krupat E. Experiencing the culture of academic medicine : Gender matters, a national study. J Gen Intern Med 2013;28:201-7.

医学部入学時に女性が占める割合は常に 30 〜 50%（本調査時）ですが，アカデミアにおける女性の割合は依然として非常に低いままです．また，女性の昇進は男性よりも大幅に遅れる傾向があります．本研究では，因子分析を用いて文化的尺度を作成し，主要な成果を特定することを目的としました．その後，著者らは因子分析を用いて男女間の比較を行っています．結果は，男性教員と比較して，女性教員はキャリアアップのための帰属意識と自己肯定感が低いことが示されました．また女性教員は，男女間の公平性が低く，このような不平等に対処するための組織の努力（多様性，公平性，包括的な努力など）が不十分であると認識している傾向がありました．最後に，女性教員はより自分が所属する大学は，家庭への配慮に乏しく，個人の価値観に合っていないと認識していることが示された．その他の要素については，男女間で差は見られていませんでした（例：リーダーシップへの関与と願望のレベル，倫理的・道徳的苦痛の量，教員の育成や教員支援の改善に対する機関の取り組みに対する認識など）．

Shankar M, Albert T, Yee N, Overland M. Approaches for residents to address problematic patient behavior: Before, during, and after the clinical encounter. J Grad Med Educ 2019;11: 371-4.

患者から受ける問題行動，特にマイクロアグレッションは医師としてのトレーニングの過程における通過儀礼として長い間みなされてきました．この問題は，患者を避ける態度や，業務遂行能力の低下，ひいてはバーンアウトの原因となるため，一つ一つに個別事例に対処するというよりも，このような状況に対応するためのトレーニングがヒドゥンカリキュラム（隠れたカリキュラム）の一部として含まれています．この論文の中で著者はこのヒドゥンカリキュラムを体系化し，明確な医学教育カリキュラムとして取り入れる必要があると主張し，そのための具体的なアクションステップを提示しています．まず指導医は，学生がこのような辛い状況に対処することを学ぶことができる心理的安全な空間を作ります．問題行動への対応方法についてチームの意見を聞き，介入方法を提案し，学習者が問題に対処できるように配慮します．チーム全体がお互いをサポートすることを約束することで，学習者に安心感を提供することもできます．患者に接触する場面では，デエスカレーションテクニックを用いることで，患者との出会いを生産的かつプロフェッショナルに保つことができます．最後に，チームでの省察を行うことで，こじれやすい陰性感情を解消し，今後の良い出会いのための戦略を明らかにすることができると思います．この文献が示しているように，患者との出会いに対してチームで振り返ることで，われわれのバーンアウトを予防することができるかもしれません．

リストによる診療のアウトカムと同等かわずかに優れていることが明らかになりました．ホスピタリストによる診療は，非ホスピタリストと比べた場合でも同等の医療の質を提供しながら，さらに入院期間と患者満足度の点でもより優れていたことを示しています．

Wachter RM, Goldman L. The emerging role of "hospitalists" in the American health care system. N Engl J Med. 1996; 335: 514-7.

米国の医療システムにおけるホスピタリストの新たな役割と将来の可能性について議論している論文です．著者は，ホスピタリストの専門分野が発展すると考えるさまざまな理由を述べていますが，その大きな理由には，医療費を削減しようとする圧力，複数疾患複数の病態を持つ患者に対応できる医師の必要性，リソースを活用し患者の状態の変化に迅速に対応するためリホスピタリストの能力などが述べられています．Wachter 氏と Goldman 氏の両者は，ホスピタリストモデルが直面するいくつかの反対意見についてもこの論文で概説しています．

4 Building the Team

チームを作る

"恐れずに専念したときに一人が生み出す力はすごいが，多くの人が協働した
ときには及ばない."
The power of one, if fearless and focused, is formidable, but the
power of many working together is better.

Gloria Macapagal Arroyo [*]

---

[*] 編集部注：グロリア・マカレイグ・マカパガル＝アロヨ（1947 －　　）；フィ
リピンの政治家．同国第14代大統領．通称は名前の頭を取ってGMAと
呼ばれる．

　インタビュー調査を行った18人の優れた指導医のうちの一人は，毎日，病
院や学習者が喜びや嬉しい気持ちになるために努力していることを話してくれ
ました．その指導医は女性医師だったのですが，教育に携わっている時には自
分のチームがまとまるように，かなりの時間とエネルギーを費やしていること
を教えてくれました．

　「私は病棟にいることが大好きで，自分のやっていることは本当に好きです
ね．だから，それをチームに伝えたいですし，彼らにもその興奮をわかっても
らいたいとも思っています．教えるときには，まず学習者がどんな人なのかを
理解することに努めていて，彼ら彼女らの目的や目標を知ることで，一人一人
が興味を持ちそうなことに合わせて指導することができると思っています．だ
から私は，少人数制が好きですし，病棟での教育の方が好きなのだと思ってい
ます．」

　私たちが観察した指導医たちは，競争的というよりも協力的であり，患者や
互いを思いやるようなチームを作り，それを維持する責任を果たす努力をして
いると話していましたし，われわれも実際に観察してそのように感じました．
そのようなチームは病棟でより効果的に機能しますし，チームメンバーは優れ

た医師になるためにより効果的に学ぶことができます．患者のケアに献身しなければならないし学習もしなければならないという重複した責務には，チームにおける指導医の役割と同じように波瀾万丈の歴史があります．

■米国での医師のチーム制の歴史について

　米国という国が誕生した頃に，医師という職業は徒弟制度的な見習い制度としてキャリアをスタートさせる必要がありました．指導者から患者の歯を抜く技術や，患者さんの治療として瀉血*する技術を学んでいたわけです．18世紀末になるとペンシルベニア大学医学部は，このような徒弟制度で学んだ後に1年間の病院における臨床研修を行うようになりました．これが，アメリカで初めての臨床研修制度であるインターン制度となりました．また，当時はアメリカよりも医学教育がはるかに進んでいたヨーロッパで研鑽を積む医師も多くいました．

＊　訳者注：ここでは瀉血と訳します．アメリカでは瀉血は特に18世紀から19世紀にかけて一般的な治療として広く行われていました．当時の医師たちは，多くの病気や状態に対して瀉血を指示し，これが標準的な治療方法とされていました．例えば，かの有名なジョージ・ワシントン大統領も，1799年の死の直前に多量の瀉血を受けたことで知られています．

　大学主催となり，質の高い医学部が広く普及しだすと，病院というセッティングの中で教育目的のために患者さんから学ぶことができる病棟が生まれました．しかし，次の世紀になり伝統であった医師の徒弟制度が衰退すると，営利目的の「なんちゃって」医学部が多数登場してきました．これらの学校の多くは，ごく基本的な授業内容や全く臨床的な経験を積む教育を提供せず，それらの学校の卒業生は実際の不幸な患者の身体を通して初めて経験を積むといった事態になっていました．そのような中で，新しい時代の良い予兆として，ジョンズ・ホプキンス病院が1889年に開院し，間もなく全国で初めての専門研修のためのレジデンシー（臨床研修プログラム）を提供し始めました．しかし，この機会は最も優秀な学生にのみ限られていて，普通の医学部だけの教育では

臨床現場での実践のための十分な準備とはもはやみなされていませんでした．20世紀初頭に米国という国が発展するにつれ，急速に病院という建物や組織が作られ出すと，安く頼れるハウスオフィサーという研修医を労働力として頼ることが多くなっていきました．彼らの主な労働に対する対価や報酬は病院内に生活する部屋代と食事代のみであり，これが文字通り「居住者＝レジデント」と呼ばれるようになった理由です．彼らは毎日何時間もかけて，病院の様々な業務をこなしながら，勉強もしました．特に教育病院では指導医の厳しい指導のもとでインターンやレジデントが患者さんを診察し治療を行う期間が設けられていたのです．

　1914年，米国医師会はインターンの教育に適しているという認定をした603の研修病院のリストを発行しました．その後は数十年にわたって卒後医学教育が盛んになりました．Ludmerer KM は著書『Time to Heal』の中で，「ほとんどの教員は，教育や助言やメンタリングなどの指導に熱心であった」と述べています．また「ハウスオフィサーという研修医は指導医をより身近に感じ，誰しも指導医のおかげで支えられていると感じずにはいられなかった」とも述べられています[1]．数週間にわたりその研修医達は，患者の在院日数の指標や診療報酬の制限といった現代のような重圧のない状況で，自由に患者を知り，治療することができていたとも言えます．

　米国の卒後教育の歴史において退役軍人省（VA）*は，臨床研修において重要な役割を担ってきました．数年前に11月11日の退役軍人の日を記念して，ある方が述べていたことを思い出します．

＊　訳者注：日本語で退役軍人病院というような物々しい言葉の感覚だと，軍や国家のような響きが強く残りわが国では理解しにくい．しかし実際には日本の医療保険システムに近い米国最大の公的病院機構群であり，日本に置き換えると国立病院機構，県立病院，市立病院等が合わさったような公的病院であると考えれば，米国大学医学部とそれらの関連研修施設との関係性を肌感覚として理解しやすいかと思います．

　「現在，米国内で診療している医師の3人に2人は，なんらかの臨床研修をVA病院で受けています．その理由は，第二次世界大戦の終結に端を発します．1600万人近いアメリカ人が戦争から帰還し，その多くが医療を必要として

いたため，VA は医師不足に直面していました．同時に，第二次世界大戦から帰還した多くの医師が，専門医としてのトレーニングプログラムを完了する必要があったわけです．そこで，VA と全米の医学部が提携することになりました．実際，VA は国内最大の臨床研修機関であり，若手医師も研修修了後に VA での勤務を検討することが多くなってきました」[2]．

　第二次世界大戦後，病院という組織は政府の支援や保険会社による自由診療の支払いに後押しされ，長期的に急激な成長を遂げてきました．しかし 1980 年代にメディケア＊と呼ばれる制度やその他の保険会社は，このような有利なフィー・フォー・サービス方式＊に終止符を打つことにしたのです．それ以降，病院は患者 1 人当たり，診断内容に応じて一定の支払いを受けることになりました．つまり入院期間が長ければ長いほど，病院はその費用を回収できなくなり損失を被ります．そのため病院は収益をあげるために患者の入院期間を短縮しました．その結果，研修医のトレーニングに悪影響が出ることが出てきました．さらには 2003 年に研修医の働き方改革で 1 日の勤務時間が制限されたことで，彼らが直接患者さんと接する時間が短くなりました．

＊ 訳者注：

メディケア

　米国の医学教育を理解する上で，わが国との大きな違いに医療保険制度があります．メディケアとは公的健康保険プログラムであり主に 65 歳以上の高齢者を対象としています．一部の障害がある若年層（特定の障害や末期腎疾患を持つ人々など）もこの医療保険の対象に含まれます．日本と同様に，高齢者や対象となる障害を持つ人々が必要な医療を受けられるようにすることを目的としています．

フィー・フォー・サービス方式 Fee-For-Service, FFS 方式

　医療サービスの支払いモデルの一つで，提供された各医療サービスに対してかかった費用に対して個別にその料金が支払われる方式を指します．このモデルでは，医療提供者（例えば，医師や病院）が行った各手術，検査，治療，診察などに対して，患者自身または患者の保険会社から直接料金が請求されます．

これらの結果，米国の教育病院はより企業的になりました．より競争的なものとなり，市場シェアやコスト効率などにもこだわるようになりました．大学教員は金額の高い研究助成金に応募しなければならず，その多くが教育という時間を犠牲にしているため，指導医と生徒や研修医の間の緊密で支持的なつながりは失われていきました．これらを批判する人たちの中には，研修医は本来過ごすべき病棟やベッドサイドで過ごす時間を減らされ，挙句に座学やハイテクな教材に乗っ取られてきていると指摘しています．あるボストン大学医学部の教授は，「ベッドサイドで本来得られる豊かな教育機会は，目まぐるしい患者の退院調整，業務過多，またテクノロジーへの過度な依存によって本当に減少している」と述べています[3]．

以上が米国の卒後教育の歴史です．そして，今回私たちが追いかけ続けた18人の指導医は，これらの病院が現在直面している課題に対する戦略をもっていました．

有能で協力的なチームを作り，それをマネジメントする能力．そう，それが必須のノウハウであり，この後お話ししていきます．

▌主治医はチームのコーチとして貢献すべし

Bain K. は彼の著書『最高の大学教師がしていること』で次のように述べています[4]．「残念ながら，教育はその過去から利益を得ることが少ない人間の取り組みの一つです．優れた教師は生徒の目の前に現れ，彼らの人生に触れますが，次世代の彼らは，先人の実践の知恵を新たに発見し直さなければならないのです (p. 3)．しかし，彼らは確かにその知恵を発見するでしょう．」Bainは同様に前向きな視点で結論を述べてもいます「良い教育というのは誰しも学ぶことができる」と確信していました (p. 21)．

現在の学び手の一人は，自分のチームの指導医の手法についてこう語っています．

「先生の教え方では，一番下っ端が最前線で担当しなければならなくて．医学生は部屋に入ったら患者さんに質問し，病歴を取って身体診察を行うのです．そして午後に指導医がやって来て患者のプロブレムリストを確認したいとき，

その医学生がそれをプレゼンで行います．それは，指導医との5分間の仕事というものではなく，全員が...自分の患者さんの診療をし，判断をして貢献するということなのです．」

　彼らのチームビルディングの根底にあるのは，「すべてはチームのために，自分たちの役割は若手を見守る慈愛に満ちたコーチとしての役にとどめる」という芯の通った意志でした．彼らは，かつてのような医師中心のチームを完全に排除していました．彼らは自分たちを上司というよりはコーチとして，指導医や教員としての権威を見せるというよりは同じ生涯学習者として対応していました．チームの全メンバーには質の高い患者ケアのためにリーダシップを発揮してもらうことを期待していました．
　ある指導医を例に挙げて，この重要なメッセージをどのように学び手に伝えているのか，紹介します．

　「私は実際に臨床でやっているように教えています，つまりチームスタイルで，ディスカッションは単なるディスカッションをこえて実際の臨床的判断のやりとりとなるように．私が取っている方法は，チームとしてどうするか？（チームワーク）だと思います．私たちはお互いに教え合いますし，もちろん必要に応じて方向を修正もさせますけど．どのように物事に取り組むか，こうしろ！などとあまり指示することはありませんし，それは私の指導スタイルにも反映されていると思いますね．」

　18人の指導医の指導方法は，よくあるような上級医が自分の優越性を示すために意図的に難解で答えられない質問を投げかける，ちょっと意地悪な教え方とは正反対でした[5]．彼らはグループ内の調和を図り，雰囲気が悪くなるようなことをしません．実際，私たちが調査した18人の指導医がチームの学び手に質問するとき，臨床経験の浅い医学生メンバーから順に質問されることがよくありました．

　「医学生が答えられるような質問を敢えて私たちに投げかけてくるんですが，このような環境を敢えて作ってくれていたのです」．

と，かつての教え子は振り返っています．このように優れた教育指導医たちは，臨床チームのすべてのメンバーが学ぶ機会，教える機会という点で平等であるように努めていたのです．

学習と患者ケアを促進するチームを育む

　臨床教育における学びとは，回診で患者さんを割り振られた学習者のみに限定されるものではありません．チームメンバーは，他のメンバーが担当する患者さんについても，正しい判断であるかどうか，その失敗，すべてのグレーゾーンを含む議論を経験することで学びの利益を得ることができます．　また，指導医や患者さんにもメリットがあります．ある指導医の言葉では，「みんなは，私が気づかないようなことも，患者さんのために見つけてくれるでしょう」と，チームに語りかけていました．また，ある他の指導医はチームでのコラボレーションへの要望と必要性を明確にしていました．

　「私は特に双方向性のやり取りが好きです．私一人が話すのは好きではないので，会話や議論，情報共有をみなさんと行いたいのです．それはチームとしての活動であり，誰もが患者さんの診療に関与し，私たちが彼らのために最善を尽くせることを見極めることでもあります．」

　調査をした 18 名の指導医は，毎日行われる回診にできるだけ多くのメンバーに積極的に参加してもらいたいと考えていました．理由として指導医として各メンバーの医学的な意思決定や臨床の進捗を評価するためでした．他の理由としてはチームが一緒に回診することで，結束力が高まるためでした．メンバーはお互いをよく知り，心配事や冗談を共有し，長所や短所も理解し，お互いのための空間を確保することができます（Box 4.1 参照）．そして，互いの学びを促進させ，困難が生じたときには互いに助け合い，研修の時間を楽しく過ごすことができるからです．

　ミシガン州の伝説的なフットボールコーチ，Bo Shembechler は「最も大事なことはチーム！チーム！チーム！」[6] と力説しているように，結束力のあるチームは，より良いケアを患者さんに提供することができると全ての指導医

たちは信じていました．このうち1人は，この考え方から得られた最も良かった結果について話しました．

「チーム全員が一緒に患者を診察し，プランを理解することで，予想を遥かに超える効率性が生まれます．研修医も『今日はこの後で診察します』とか『後で主治医の考えを聞いてみます』といったことはほぼありません．そうすることで朝10時半にはその日の全ての私たちの意思決定が終わりますから．」

近年，このチーム構造は仕事の組織化のモデルとして産業界で広く受け入れられています．研究により，高強度の複雑で難しい作業を行うチームは個々の作業者の場合よりもエラーが少ないことが示されています[7]．この見識は現代の教育理論と一致するところであり，基本的に2種類の学習タイプを特定することができます．一つ目は知識の習得で，個人が学習した情報を再現することができます．二つ目は，ダイナミックなコミュニティであるチームに参加することによって得られる実践的な知識です[8]．個人レベルでの専門家としての

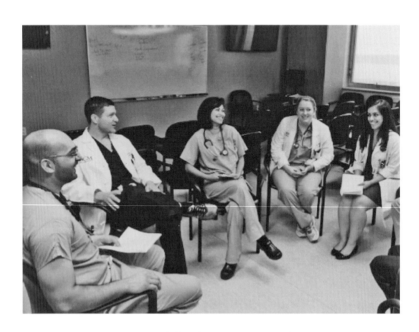

Box 4.1　回診前に打ちとけるメンバーたち．

アイデンティティはこのような学習プロセスを通じて定義され，洗練されていくのです．チームにおける学習スタイルは病院にとって明らかな副次的利益を持っています．医師同士の協力が必須である内容，例えば，院内心停止患者に対するチームベースの蘇生行為などが典型的な例です．そして，前述したように，臨床現場におけるチームはソロプラクティスよりも多くの知識や頭脳を患者のケアに活用することができるからです．

　Page SE. は，著書「The Diversity Bonus: How Great Teams Pay Off in the Knowledge Economy」の中で，人種，民族，性別，宗教などの多様性を持つ個人の集まりであるアイデンティティが多様なチームは，職場文化がそれを受け止める包括性を持っていれば，認知的多様性を通じてチームパフォーマンスの向上に貢献すると述べています[9]．適切にブラッシュアップされていく臨床チーム教育が持つ最大の効果は，質の高い医療を実践するために必要な知識とスキルを身につけ，原則に基づいた人道的な姿勢を持つ医師を輩出していくことだと思います[10]．

▌日々のチームビルディング

回診の初日にまずそれぞれの目標を聞き出し，期待するレベルを設定する

　調査した指導医たちは，それぞれのやり方で，初日にチームビルディングを開始していました．ある指導医は，メンバーに3つの目標を書き出させていました：1）特に学びたいこと，2）病院内で改善してほしいこと，3）個人的に達成したいことの3つでした．

　それに対して，ある研修医は，「このローテーションの間に5回夕食を作る」と答えていました．このような目標の共有は，メンバー同士を紹介するプロセスとしての役割を持ち始めます．また，研修医の将来の臨床的関心事を指導医が知る機会としての役割でもありましたし，「ジェシー，この期間に今まで何回夕食を作ることできた？」と本人に聞くように，お互いの目標を共有することで指導医が将来に向けてチームで話し合うための材料としても活用されていました．

各指導医は，チームの動きや日々の活動に対して，それぞれ優先順位や好みがありました．ある指導医は，チームとの最初のセッションで，効率化のためにベッドサイドで短いプレゼンテーションを行うことを好むなど，自分の大事にするやり方をいくつか伝えて，シニアレジデントに回診をどのように行いたいかを決まって尋ねていました（Box 4.2 参照）．どのようなやり方や形式が好きか，あるいは避けたいか．チームでの話し合いが行われ，最終的に一時的なチームのコンセンサスが得られていました．あるシニアレジデントは，「私たちは 1 週間半ほどでやり方を随時変更し，自分たちに最適な方法を修正していくつか作りました」とあるシニアレジデントは述べていました．

　また別の指導医は，それぞれが誇りに思う瞬間や病院の外で楽しんでいることについて敢えて尋ねることで個人の詳細を探っていました．またある指導医は医学生から病棟でのハラスメントや差別に対処してほしいという要望などのフィードバックを受けた経験から，新しいチームのローテーションが始まるごとに，患者さんから受けることがある不適切な行動に対する対応や反応，そしてそれらの事例の後の振り返りについて専門的内容を踏まえて始めていました．これはチームがそれぞれの中での難しい人間関係に直面した際に互いを支援することを約束するような明示的な内容を含んでいました．

ジェーン・オロケ先生のすばらしき病棟ワールド

批判しない組織作り
1. 私は誤りが起こることを期待する
2. 私はいつもあなたを支える
    a. あなたが正直なら
    b. あなたがチームの一員として振舞うなら
3. よくわからないことがあれば質問しなさい

回診前
1. インターンと学生は十分早く来なさい
    a. データを集めるために
    b. 患者さんに会うために
    c. ナイトフロート（夜勤）簿に記帳して退出するために
    d. アセスメントとプランの作成を準備するために

レジデントとの回診

1. 時間があれば，レジデントはインターンと学生と一緒にすべての患者さんを見に行く
   a. モデル化，教育，直接的なフィードバックができる
2. 患者さんが問題なく安定していたらカード化（card flipping）しても良いですが，レジデントは指導医回診の前に必ず患者さんを見に行かなくてはなりません
3. アセスメントとプラン作成しましょう
4. あなたが退院可と思った患者さんの退院予定を作り始めましょう
5. あなたが適切と思ったら検査とコンサルト依頼をしましょう
6. 指導医に朝のリポートを出して回診は終了しましょう

指導医回診

1. アセスメントを準備して各患者さんの治療プランを作ります
2. 次の順番で討論します
   a. 不安定
   b. 退院準備
   c. 臨床決定で援助が必要
3. 病棟の状況（census）や患者さんの知覚状態（acuity）によって回診は変動します
4. 服装は清潔，専門職らしさを旨とします
5. 回診は時間通りに終了します．必要があれば，私はレジデントと一緒か私だけで残り患者さんを見ます．

進行ノート

コピーペーストするときはよく注意する．必要な更新をすることを忘れないでください

ロール

指導医
　コーチ / カウンセラー / 教師
　私は年中無休です
　次のような時は連絡ください
　　患者さんが亡くなったとき
　　患者さんが急変したとき
　　あなたが患者さんは退院可と決めるとき
　　患者さんがどうしても退院を希望するとき（against medical advice：AMA）

他の医療サービスと利益相反があるとき

レジデント
　すべての患者さんに責任があります
　チームのリーダー
　調整者
　進行役
　思考者，研究者，読者
　時間があるとき教育も担当

インターン
　行動者
　患者さんの主治医
　実行者から思考者への移行を学びます
　共有する患者のマネジメントを学生とともに緊密に行います
　公式な教育はどのようなものでも行わないでください

学生
　2〜4人の患者さんを担当します
　インターンと一緒に補佐として最初の医療従事者として振る舞います
　患者さんの医療的な問題を詳しく研究します
　本から得た知識を臨床的ケアに関連付けます
　患者さんとの会話に時間を使います

薬学博士
　すべての薬剤に関する問題に組み込まれた専門家です
　薬剤の適切な使用を監視します
　チームと患者さんを教育します

病棟にいる間の個人的なゴール（具体的に）
　1.
　2.
　3.

Box 4.2 様々なチームメンバーの役割と責任に対する期待に応えるためのハンドアウトの一例

このような学び手との相互交流，特に目標の設定や臨床的なパフォーマンスについての話し合いは特に注目され高く評価されていました.

ある研修医は

「最初にそのミーティングやフィードバックセッションを持つことで，指導医が実際に私に注意を払い，週ごとに改善を望んでいるよという明確なサインであり，先生が気にかけていてくれているということを示してくれていたと思います」とコメントしていました.

また，元教え子の一人は，

「彼女は，あなたがどこに行こうとしているのか，そして，基本的な障壁を一緒になって特定し，その障壁を乗り越える知識の土台を作ってくれました．彼女は，私の目標がどこにあるのかをサポートしてくれるのです」

と言っています.

▌学習者の名前を使う

　指導医の中には初回ミーティングの前夜までにチームメンバー全員の名前を暗記する努力をしている人もいました．そして，セッションで，その名前を正しく発音しているかどうかを確認していたのです．ある医学生は，その指導医が自分の名前を正しく発音していたことにとても驚き，他の指導医はほとんど正しく発音してくれていなかったと教えてくれました．また，初めての顔合わせの時から，調査した指導医たちはチームでの活動について一人称複数形を多用していました．なぜ，「私たち」はそうしなければならないか？と言うようにです．患者さんに質の高いケアを提供するために必要なのは，「あなた＝学習者」ではなく「私たち＝チーム」なのです．このようなほんのちょっとした呼び方の工夫ですが，チームがリラックスした雰囲気の中で同僚と接することができるようなっているようでした.

個人を尊重したチームづくり

　18人の指導医は，それぞれのスタイルや好みに合わせて，チームをリラックスさせようとしていました．一人は，テーブルラウンドの最初に持参した音楽を流していました．われわれが訪問調査したこの日は，あるレジデントが第一子の誕生を控えていたため，Tom Petty の「The Waiting」という曲が選ばれました．イーグルスというバンドについての冗談が行き交い，チームメンバーが指導医や互いに対して心地良く感じていることは誰の目にも明らかでした．また，指導医としてチームメンバーの臨床現場における姿だけでなく，個人の生活の中で何が起こっているかについて知ることができる側面もあります．

指導医はバランスを保ちながら信頼を高める

　指導医はコーチとして，学習者の学びや仕事の能力を維持し，チームの結束を固めるような手法を用いて学習者を指導したり間違いを訂正したりします．これらの具体的な内容については次の数章で説明します．しかし，チームを一つに保つ最も重要な要素は，メンバー間そして指導医との相互の信頼関係なのです．この信頼関係の構築は18人の指導医に共通する主要な目標の一つでした．例えば，ある学生は自分の指導医が最初からチームに信頼を寄せていることを常に感じさせてくれたと話していました．

　「その先生は，私たちが今何をしているか知っていて，私たちは患者のことを気にかけていると信じてチームに入ってきます．われわれはその信頼を失いたくありません．」

　臨床のトレーニングにおける重要な側面は，監督する程度と自律を促す程度のバランスです．教育に携わる指導医は，学習者が少しずつ一人立ちしながら実践できるようになるように確実に支援しつつ，必要とされるときには適切なガイダンスや指導を提供する必要があります．ある研修医は，このバランスを効果的に取っている指導医について，次のように述べています．

「彼女は私たちに自分の判断を考えさせ，レジデントとしてチームを運営させてくださっていますが，実はだいたい彼女のサポートがあり，常に背後にいてくれていることを知っています」

　この学習者の自律を促すか，逆に監督するかについて境界がないグラデーションの中でバランスを取りながら判断されており，特にチームで患者さんの治療方針について議論している際に垣間見られました．チームによっては，学生や研修医が中心となって，患者さんやその家族との話し合いを進めるよう求められることもありました．これは，容易なことではなく，簡単に決められることでもありません．入院中の患者さんは，検査結果や治療計画，退院方針など，最新の情報を求めていることが多く，このような重要な情報の伝達を敢えて学習者に任せることは，まさに高いレベルでの自主性を重んじた教育になります．
　また学習者が情報を共有する際に，複雑な医学用語を避けているか，患者との信頼関係をしっかりと築けているかなど，学習者のコミュニケーション・スキルを観察する重要な方法でもあると考えている指導医もいました．
　ある教え子は，その指導医についてこのように語っています：

「特に印象に残っているのは，医学生から研修医まで，あらゆるレベルの学習者に自主性を与えていることです．具体的な例をあげると，患者さんの病室にチームで行く場合には先生は，指導医である自分ではなく，学生や研修医に患者さんとの会話の主導権を握らせ，新しい情報やチームが作成したその日の治療方針を，適時サポートを受けながら説明さ せてもらっていました．先生は最初から私たちの自主性を促していました.」

　一方であるチームでは，指導医が中心となって患者さんとケアプランについて直接話していました．主治医である指導医は，最も経験豊富なチームメンバーであることが多く，質問に的確に答え，コミュニケーションの取り方の優れた模範となる立場です．実際，18人の調査した指導医のうち，何人かの指導医が病室では主導権を握り，明瞭かつ思いやりのある態度で患者さんに対してそれを行っていました．また，他のチームでの方法は，ローテーションの最初の数日かは指導医が病室での会話をリードとすると決め，それ以外の日は学習者

が会話をリードするというハイブリッドな方法も観察されました. これにより, 指導医は患者 - 医師関係における効果的なコミュニケーションの手本を自ら示すことができますし, 学習者のコミュニケーション・スキルを直接観察し, フィードバックを行う機会も作れます.

　優れた指導医は, チームの患者に害を与えないという意思表示をすることで信頼を育みますが, 同時にチームメンバーに患者の診断と治療に関して可能な限りの裁量権を与えていました. 彼らはまた, 学習者をサポートする環境を作り出すことで信頼関係を築いていました. チームメンバーがもし間違いを犯したとしても心理的に安全であり, 助けを求めることがちゃんとできる場所でもあります. 今回の指導医達が一体それをどのように構築しているかについては次の章で主に取り上げます. しかし, まずは 18 人の指導医が看護師, 薬剤師, 放射線技師, その他の病院スタッフとどのように協働しているかについて見ていきましょう.

▌指導医たるもの全ての医療スタッフとうまく連携する

　あるとき, 研修医と薬剤師が病室の外の廊下で話していましたが, 指導医はまだ部屋の中にいました. 指導医へのプレゼンの前に切羽詰まっていて, 薬剤師がその研修医が必要としている患者さんの情報をそっと渡しました.

　研修医は薬剤師にこっそりと「助けてくれてありがとうございます.」というと, 薬剤師は「いえいえ, いつでも」と答えます. 指導医は「それ, 聞こえてるよ」と言うと, 周りで笑いが起きました.

　これは些細なことのように感じるかもしれませんが (病棟薬剤師と研修医が一緒に回診している), ほとんどの臨床教育現場では典型的ではないことに気づかれると思います.

　米国の臨床教育のあり方に関する会議の結果をまとめた報告書によれば,「ほとんどの臨床教育現場では, 医師は看護師や他の専門家と共に学び, 実践しているというよりは, ただ一緒に業務を行っている」[11].

　担当患者の看護師が近くにいて, 手が空いていそうな時には回診にもその看護師を議論に参加させていましたし, 薬剤師が回診に参加することで専門的ア

ドバイスが求められ，チームの仲間意識が生まれていました．

「『隠れたカリキュラム』というフレーズは，医学教育で一般的に使われ，『公式のカリキュラムの外にあるプロセス，圧力，制約を表し，しばしば明確にされず，探求されていない』と示唆されています」[12] この隠れたカリキュラムには，指導医として多職種チームにおける他者に対する振る舞いや態度も含まれており，時に一緒に過ごすチームメンバー全員の行動（尊重，態度，外見）にも影響を与えてしまいます．指導医はとてもよく観察されていますし，その言動に注目されています．結果として，指導医は学習者にとっての模範とされているのです．

ある指導医はよくチームを放射線科へ連れて行き，そこのスタッフに最近の研究から見た放射線所見を一緒に確認し，専門家自身の知識を共有してくれるようお願いしていましたし．いずれの場面でも，その指導医は常に注意深く，そして敬意を払って他者に接していました．指導医の一人が私たちに語ったことがあります．

「チームのメンバーが，私が言うことが薬剤師や看護師が言うことよりも価値があると思ってほしくない．」

指導医たちは，これらの専門家がチームに与えてくれる情報を欲してはいましたが，同時に学習者にとっての模範としての役割も果たしていました．　医師は，すべての医療従事者を同等に同僚として扱うべきであり，それが適切で敬意を表す行為であるのと同時に，より効率的に働くために必要だからです．コミュニケーション・エラーは，往々にして人間関係がうまくいっていなかったり，そもそもコミュニケーションをとっていなかったりする結果であることが多く，これが結果的に院内における予防可能な医療過誤の主たる原因になっていたりします[13]．そして，筆者の指導医としての個人的な観点からも，同僚を見下す行為をするということは自ら失敗する方へ向かっているようなものです．逆に，私たちが観察した指導医たちは異なっており，他の同僚との繋がりや良い関係を持つことをとても重視していました．例えば，担当患者の管理に協力してくれていた緩和ケアのフェローに対しては直接感謝の気持ちを伝えていました．

「あなたたち緩和ケアチームは，本当にその患者と彼の家族にすばらしい仕事をしてくれていて感謝しています．緩和ケアチームからいくつかのことを本当に学びました．」

　放射線科へのチームで訪問する際に付きそっていたときのことです．放射線科の研修医が当該患者さんの画像を画面に提示し，チームの指導医は画像所見について若い読影医にていねいに質問をすると，チームメンバーは皆で一緒にその画像を検討しました．次に放射線科の指導医が出てきて画像所見について説明し，特定の診断を示す決定的な画像所見をチームメンバーに興味深そうに提示してくれました．このように，指導医たちの進行のもと，グループは協力的で仲間意識の高い環境の中で共に学びあうことができるようになります．
　次は，患者さんのベッドサイドである指導医が看護師と有益な情報を提供している瞬間に耳を傾けてみます．

指導医から看護師へ：「ありがとうございます．今日，この患者さんをしっかりケアするために，われわれが何か知っておくべきことはありますか？」
看護師から指導医：「カリウム製剤を混注したいとお聞きしました．投与したいのであれば，そのオーダーはまだありませんね．」
指導医：「すばらしい指摘，ありがとうございます！」
　その指導医は次に研修医の方へ顔を向けると「次の患者さんを診にいくので，看護師さんと協力して，投薬指示が正しく入力されているか確認しておいてもらえますか？お願いしますね．」

　小さなやりとりですが，指導医は看護師に対しても同じ専門職として，また一人の人間としても敬意を示していることが明らかでした．チームのみんなの前で看護師に感謝し，その行動を賞賛することは，本来正しい行動であると同時に，看護師とチームとの関係を強化することにもつながりました．指導医が院内の関係者と良好な関係を築くことで，チームを連れて多職種スタッフに相談をしに行く際にも格段に温かく迎えてくれているようでした．
　米国では英語が堪能でない患者さんは，医療へのアクセスが悪く，病態の理解度や満足度が低く，合併症の発生率が高いなど，健康アウトカムに格差が生じることがわかっています[14]．幸い，プロの医療通訳者達はこうした格差を

本質的になくし，英語力のある患者だけでなく，すべての患者が質の高いケアを受けられるように寄与しています[14, 15]．ある誰からも尊敬されている指導医は，次の患者さん迎え入れる診察の準備をしているときに，通訳への感謝の念をチームメンバーへの教訓として模範的に伝えていました．

「私が通訳サービスから教わった教訓をいくつか紹介しますね．まず，通訳は " 通訳 " であって " 単なる言語の変換 " ではないということです．第二に，通訳者と会話するのではなく，患者さんと議論できるように溶け込むことが，通訳の極意だと思います．」

そして通訳者が到着して，診察が始まると，まさにその通りになりました．指導医が患者の手を握り，会話中も一貫してアイコンタクトを取り続けていましたし，通訳が後ろで言葉の壁を埋めてくれたのです．

ある教え子はインタビューの中で「多診療科・多職種が集まるピットストップ」と呼んでいますが，この教育手法を最大限に活用するために，ある指導医は特定の専門家が必要とする情報をチーム全体に事前に把握させるように仕向けていました．この方法は次の章で説明しますが，実は学習者に患者のケアプランの次のステップを予測することができるようになる教科書的なものでもあり，他の医療チームの時間も尊重しつつ会話を教育効果に集中させるための方法の一つです．

その教え子は次のように具体例を挙げています．

「たとえば，急性腎不全で腎臓内科に相談しようと思ったら，何を聞かれるのだろう？超音波検査を依頼すべきなのか，尿検査を依頼するべきか？と思いますよね．あるいは，神経内科に相談するときに，頭部 MRI を希望することが事前に分かっていたら，相談する前にその MRI を撮っておきたいと思います．そうすることで，より有用性の高い情報を事前に得ることができ，次のステップに備えることができました．」

次の章では，その優れた 18 人の指導医がどのように学習者にとっては批判的なフィードバックですらも，それが臨床の道で必要な一部であると喜んで受け入れることができるような，支援的で心理的安全性の高い環境を作っている

のかについて調査結果を述べていくこととします.

▌Main Points

1 優れた指導医は,チームを造り,良い関係を維持するために,コーチとして貢献する.学習者たちがチームをリードできるように配慮し,適切な監視を行いながらチームメンバーに患者の診療を任せる,各チームメンバーを個人として知る等の複数の戦略を用いている.
2 優れた指導医にとってチームの定義とは,学習者との間だけではなく,専門家間のチームのすべての医療者メンバーをも含む.
3 優れた指導医は,患者のケアに関して研修医だけの責任としてではなく,チーム全体の責任としてとらえている.

■ さらに学びたい方へ

Cooke M, Irby DM, Sullivan W, Ludmerer KM. American medical education 100 years after the Flexner Report. N Engl J Med. 2006; 355: 1339-44.

　この論文では,著者たちは過去数世紀にわたる医学教育の変化を要約し,現在における課題について説明しています.医学知識は大幅に拡大し,ケアの提供もより複雑になっています.そこで著者たちは,専門的な価値観,医学知識,そして技能の習得等が学習者にとって達成されていることを保証するために,様々な評価方法を用いることを訴えています.

Finn KM, Metlay JP, Chang Y, et al. Effect of increased inpatient attending physician supervision on medical errors, patient safety, and resident education: A randomized clinical trial. JAMA Intern Med. 2018; 178: 952-9.

　この論文では9か月間の無作為化臨床試験において,患者の安全性に対する主治医の監督の役割について評価されました.大規模な学術医療センターの

一般内科入院病棟で実施され，22 人の指導医が参加し，病棟回診で標準レベルと過剰介入レベルの指導を行ったものです．解析には 1,200 人以上の患者が含まれましたが，その結果 2 つのグループ間で特に医療過誤等の発生率に有意差は見られませんでした．しかし，研修医は指導医がいることで学習効率が悪くなり，自律性も低下するとのことが明らかになり，効果的な監督的指導と学習者の自律性のバランスの重要性が浮き彫りにされました．

Manojlovich M, Harrod M, Hofer TP, Lafferty M, McBratnie M, Krein SL. Using qualitative methods to explore communication practices in the context of patient care rounds on general care units. J Gen Intern Med. 2020; 35: 839-45.

　先行研究から医師と看護師のコミュニケーション不足が，入院患者の有害事象の一因であることが示されていました．そこで，この質的研究では，米国中西部の 4 つの病院で 163 人の医師と看護師が観察し，コミュニケーションの実践についての理解を深めることを目的として実施されました．質的研究の手法としてはわれわれのこの書籍と同様に直接観察，フォーカスグループ，インタビュー調査が行われました．収集されたデータに基づき，コミュニケーションは，組織の複雑さ（ワークフローの違いによる），臨床医の認知負荷，社会的背景という 3 つのコンテキストに分類されました．この結果から組織としてコミュニケーションを改善しようとする場合，コミュニケーションの複雑さとそれが発生する文脈を理解しなければならないことを示唆しています．

5 | 安全で守られた環境
A Safe, Supportive Environment

"私は学ぶ人たちを教えたりはしない, ただ彼らが学ぶ環境を提供するだけだ."
I never teach my pupils, I only attempt to provide the conditions
in which they can learn.

Albert Einstein *

---

* 編集部注：アルバート・アインシュタイン（1879-1955）：ドイツ生まれのユダヤ系アメリカ人物理学者. ガリレオ, ニュートンとともに宇宙観の形成に大きく貢献し, 20世紀最大の科学者とも称せられている.

　前の章では, チームラーニングを「ダイナミックな実践的な臨床コミュニティへと関わることを通じて得られる知識」と説明していました. 指導医がチームビルディリングを行いそのメンバーの間で信頼関係を育むのをいったん始めることができれば, 次の目標としては, 真の協力関係を通じてこの臨床現場の流動的なチームの特徴を成長させていくことになります. 私たちが調査した18人の優れた教育者たちを振り返れば, そのようなチーム志向の目標を達成するために, 例えば学習者たちが質問に間違えて答えても, 直接指導医と議論することでも心理的に安心できる空気感を作り出すことを努力していました. 学習者は, 彼ら自身と彼らの考えが評価されることで, 間違うことが学びの機会であるということを認識します. 間違うことは彼ら自身と他のチームメンバーの学びのためでもあるのです.

　臨床教育現場におけるこの視点は, ひと昔前に学習者側であった人には（今も多くの学習者が経験しているかもしれませんが）が指導医を究極の権威の象徴と見なし, 指導医に対して疑問を呈することができなかった時代とは大きく異なってきています. 病棟回診では指導医は聞かれるよりも多く頻繁にレクチャーしますし, 質問よりも多くのことを教えていました. 私たちが行った現在の生徒と元教え子へのインタビュー調査では, 他の指導医からではありましたが, 皆の前でその指導医から批判されたり, 厳しく怒られたりした経験を語ってくれました. ある研修医が話してくれたように, その時の影響はずっと引きずってしまう可能性があります.

「指導医に特に初日のような回診の場面できつく叱られると，しばらくその人に対しては何も話しかけたくなくなります．学ぶ側としてはおそらくそこまで勇気を持つことはできないと思います．」

　18人の指導医はまさにこの結末を予防しようと全員が努力していました．学ぶ側が恥や不安，恐怖という心理状態になると言うことは，論理的で創造的な思考や学習プロセスを維持するための最大の障壁となります．多くの研究が，最も効果的な臨床教育とは，命令や指示で研修医を管理するといったものではなく，相互協力的であるべきであり，単なる暗記や受け身の知識を与える講義などではなく，臨床現場で実践的であるべきだという膨大な研究があります[1]．

　第一に，指導医とはチームメンバーの一人一人と良好な関係を築き，学習者がシステム上，職業上，または個人的な問題や不安に直面したときにサポートすることができて，初めて協力的で素晴らしい経験となる学習環境を提供することができるのです．第二に，指導医が研修医たちから信頼を獲得するためには，チーム内でそれぞれの役割をしっかり果たし相互をリスペクトするという過程が必要です．最後に指導医は，チームメンバー個々のニーズや目標を把握し，それに応えようと努力する必要があります．つまり優れた教育者とは，豊富な知識，臨床経験，専門知識と相まって，心理的にも安全で相互協力的な雰囲気のある学習環境を作り，そしてそれを維持するための優れた人間力を備えているのです．臨床教育面で優秀とされる教員の特徴を調べた文献のレビューでは次のように示唆しています．「指導医としての成功とは，医学的知識の習得や学習目標の設定ができるなどの認知的スキルではなく，学習者固有の，人と人との関係に基づく，非認知的スキルに依存しているのです」[2]．

　このような人と人の交流行動は，ある人は自然にできてしまうことなのかもしれませんが，人によっては大変な努力を必要とします．しかし，幸い，これらの態度や技術はピープルスキル*と総称されており，他のあらゆる技術という言葉と同様に，学び，練習し，改善していくことができるのです．本章では，取り上げた18人の指導医が，病棟診療を教える際にチームメンバーに対しておこなっている心理的安全性とサポート提供する方法ついて考えていきます．

＊　編集部注：people skills；人の心をつかむスキル，いろいろなタイプの人とコミュニケーションできるスキルのこと

ポジティブで好まれるコミュニケーション・スタイルとは

　チームメンバーや病院関係者スタッフに対する指導医の振る舞いの一つ一つが，周囲の人に対して温かく歓迎されやすい雰囲気のある学習環境を構築していきます．現在と過去の学習者サイドのインタビュー調査では，全員が一貫して語っていましたし，また私たちも直接全員観察して感じてきたように，優れた指導医はチームメンバー全員を惜しみなく誉めていました．そして，それがチーム内のポジティブな雰囲気を明らかに形成していました．指導医が誉めるときに示す，サムズアップ*などのボディーランゲージで表現されることもあれば，シンプルな言葉で表現されることもありました．

＊　編集部注：サムズアップ：親指を立てるジェスチャー．日本では一般にグッ
　　ドサインと呼ばれていて「Good」を意味する．
　　「いいね！」,「よくやった」,「さすが」,「(指導医の) 私でもそうしようと思っ
　　ていたんだよね」といった声かけ．

　ある指導医と研修医との間で，次のようなやりとりを観察しました．

指導医：「こっちの方法へ導こうかと思ったのだけど，もうすでに先生はゴール
　　　　に辿り着いていたね」
研修医：「そうですよね，よかった」とハイタッチ
指導医：「うんうん,先生の誇らしげな表情のおかげで,こっちも嬉しくなるよ」

　指導医の話し方やジェスチャーや身の振る舞い方は，学習者を支援する雰囲気を醸成していきます．ほとんどの指導医が落ち着いて穏やかに話していましたし，回診の際にはチームメンバーの輪の中に入り，チームメンバーの前ではなく，同じように並んでいました．また，ある指導医は，回診のショートプレゼン時には指導医である自分に向かって話すのではなく発表者はチームメンバー全員に向かって話すよう依頼していました．その指導医は回診へ参加する姿勢について「回診を始めて最初の 3，4 日で，だいたいみんなが私の方だけを見るべきではないと理解するようになっていきます．」と述べています．指導医たちの目はプレゼンターに注意深く向けられ，敬意をもって耳を傾けてい

ました（Box 5.1 参照）．

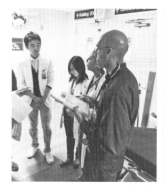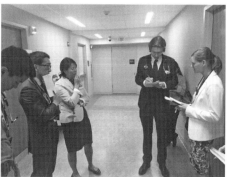

Box 5.1　シニアレジデントが回診をリードし，指導医はそれを聴きに徹している．

　総じて指導医たちが研修医や学生のプレゼンを遮ることはほとんどなく，学習者の意見と考えがまとまるまでコメントを控えるように意識していました．もしそのプレゼンの中でかなり危機的だったりして大幅な軌道修正が必要であると考えた場合には，プレゼンターに対してこっそりと伝えるタイミングを得るまで先伸ばしされていることもありました．指導医が研修医のプレゼン中に割り込んで話す場合には，それは状況を説明するためであり，それは本人に必ず断りや謝罪を添えていました．

　病棟回診時以外での研修医や学生との関係性構築については，それらの指導医は総じてオープンで親しみやすく，話しやすい存在であることを醸し出していました．笑顔でアイコンタクトを絶やさない．焦っている感じもなく，他にしなければならないことがあるような忙しそうな素振りも一切みせない．彼らは研修医や学生に完全に寄り添い，同僚として接していました．

　ある教え子は，「先生はそこにいるとき，必ず意識はそこに集中していて，頭の中に雑念はないようでした」と述べていました．

　またこれらの指導医たちは学習者と有意義な関係を築き，学習者の興味や病院外での活動についてコミュニケーションをとるように努めていました．ある指導医は次のように述べています．

「私はだいたい，どこの出身で，高校はどこに行ったか，医学部入学まえの大学卒業後は何をしていたかなどを聞くと，必ずと言っていいほど彼ら一人一人は独自のすばらしい話を聞かせてくれます．みんな本当にすごいことをやりとげているんですよ」

　観察していた時の別のケースでは，研修医がチームルームに集まってカルテ回診しているときに，ある女性の指導医が女性の研修医に対して「昨日のワインとチーズはどうだった？」と尋ねているのを目撃しました．それは，彼女が学習者の病院を離れたところの日常生活についてもよく認識しており，それを個人として気にして尋ねていることが明らかでした．

助けが必要ならばどんなことでも，どんなときでも，という姿勢

　優れた指導医は誰しもがチームメンバーに対して昼夜を問わず，問題が発生したときにはいつでもサポートするし，情熱を持って接するということを明言していました．

　「患者さんの診療について重要なことを相談したいとき，不快な思いをしたとき，どうしたらいいかわからないとき，いつでも私に連絡してください」

　指導医が学生や研修医のためにそこにいるという認識は，初学者には安心感をもたらし，連絡を躊躇してしまうことで患者の状態を悪化させ，患者の命を危険にさらすエラーに対する学び手側の恐怖を和らげます．
　18名の指導医の全員が24時間365日，チームメンバーに直接つながる連絡方法を伝えていました*．かれらの中の元教え子はこのように述べています．

　「先生は『夜に電話しても，絶対に怒らないし，困ったことがあったら本当にいつでも電話してくだいね．何時でもやってきて一緒に診察するから．この2週間は，絶対に必要な会議だけに絞るようにしているんです』って言ってくれたんですね．」

多くの医師が勧めているように，病棟業務と教育業務を務める期間のスケジュールを調整していました[3]．安全性を確保し，かつ協力的であるという雰囲気を伝えるために重要な要素であると思います．

---

* 訳者注

14-on 14-off, 7-on 7-off：わが国では主治医制の文化が根強く，病棟に張り付くことが正義とされやすいわが国の医療文化からは理解されにくいかもしれない．米国の病棟診療を専門に行う指導医たちは土日祝含めて1週間（もしくは2週間）勤務したら同じ期間が完全にオフになるローテーション勤務を行っている．夜間帯は夜専属の医師をまた別に雇用しているために，当直や夜勤はない．この働き方がさまざまな科学的根拠をもとに全米の医療現場に組み込まれてきており，女性医師や若手医師に特に人気を得ている．実際に多くの優秀な女性指導医が子育てをしながらホスピタリストのリーダーとして臨床と教育に貢献している姿に特に目を見張った．しかし，良い面だけではなく診療の継続性の問題や，申し送り時の課題，患者満足度の低下などの課題は山ほどあると翻訳者は感じている．

文献：O'Donnell CM, Stern M, Leong T, Molitch-Hou E, Mitchell B. Incorporating continuity in a 7-On 7-Off hospitalist model and the correlation with patient handoffs and length of stay. Am J Med Qual. 2019 Nov/Dec;34(6):553-560. doi: 10.1177/1062860618818355.

また18人の指導医は皆，臨床以外の問題や悩みの相談に乗っており，それは学習者にとってチームメンバーとして貢献する別の魅力でもありました．時には，家庭の問題や経済的問題で相談に乗ることもありました．「今でもプライベートなことや仕事のことで相談することがあります」と元教え子の一人は語っています．

指導医のもとによく寄せられる相談は，進路の悩み，病院のシステム上の問題とその対処，ある医師との連絡が取れないという問題や，合理的な時間内に検査の手配を行うなどであった．そのような問題も指導医がいれば，煩雑な手続きは不要になり，より早く彼らの仕事を終わらせることができるかもしれません．

また優れた指導医たちは日中のさまざまな場面で，メールや，直接会うことでチームの様子を確認したり，夜間でも困っていそうであれば電話をかけて診にいこうかどうか，助けが必要かどうかを確認していました．特にチームが忙しい時間帯であると判断すれば，学生や研修医が時には患者さんの家族と話したり，カルテを書いたり，あるいは圧倒されてしまっている初学者が時間内に臨床的な業務を終わらせることができるように，一度に数人の患者を引き受けることもしていました．

▌学習者とチームに時間を費やす

優れた指導医たちは，ただ物理的にいるというだけでなく，一人一人に合わせた学習環境づくりにも気を配っていました．電子カルテやカルテカードを用いたテーブルラウンドでは，チームのメンバーが興味を持ちそうな内容を敢えてディスカッションに盛り込むように心がけていました．

ある指導医は「この内臓リーシュマニア症や皮膚リーシュマニア症は，君たちの出身地の珍しい風土病だから，必ず触れておこうね」と話していましたし，ある指導医は，2人の医学生に担当患者さんの腹部の放射線治療を実際に見てくるように促していました．理由はその研修医たちは将来消化器に進みたいと知っていたためです．また彼は，その手技に関する資料まで事前に持ってきて，皆に配布して学習材料として用いていました．

ある元研修医は，インターン時代に中心静脈カテーテルに関する自分の知識不足を強く実感していました．中心静脈と透析カテーテルの違いが分からなかったのです．そのことを指導医に話したときには，その指導医は，研修医を座らせて実際にカテーテルを取り出し，特に本人が心配していたことを，一つ一つ本当にわかりやすく自ら教えていたとのことでした．

別の例では，指導医が回診で，高齢者や神経疾患のある患者さんの誤嚥性肺炎と誤嚥性肺臓炎の違いについて議論を進め，ティーチングをしていました．そのチームには，将来神経内科を希望している研修医がいたため，指導医はその研修医に目を向け「神経内科ではこの状況をよく目にしますよ」と伝えた後

で，その研修医の神経内科に対するモチベーションをうまく利用して，「彼が私の手を握ったことに気づきましたか？あれは前頭解放兆候という身体所見です．それを今ここでやってみましょうか？」

このように指導医は，一言のサポートと共感が大きな影響を与えることを理解しています．学生がシニアレジデントから難しい患者さんの抗生物質の選択や投与期間について質問されたとき，指導医は横から学生に対して短く静かに「それは難しいよね」と口にして，その判断の困難をやさしく伝えていました．

別の事例です．ある研修医が慢性疼痛とうつ病に苦しむ患者の件について話してくれました．

「チームはペインケアへのチームの協力を仰ぎましたが，ペインケアの専門家はあっさりと手を引いてしまって，すべてやれることはやったんだ！というのですね．それで，私たちは総合診療の医師なので，その患者さんに一体何ができるのかと省察しました．」

その研修医はその夜，自分の女性指導医に最新情報を提供し，患者の現在の状況について報告し，ペインケアの上級医との葛藤についても相談しました．

「すると彼女は『とても困難な状況だったんですね，本当にイライラすると思いますし，気持ちはよくわかります．でも，あなたはできる限りのことをやっているわ．』と言ってくれました．だから本当に救われた．彼女は私たちがやろうとしていることを間違っていないと勇気づけてくれたようなものでした．」

学習者に時間を費やし，トレーニングの成功を願おうとする指導医の姿勢を学習者は認識し安心するものです．ある指導医が言ったこの言葉が，その重要性を物語っていると思います．

「多くの場合，私は指導するならば新学期を選びますね．新入りが大好きなのです．新しくて彼らがワクワクしている状態が好きなんです．でも，同時に，臨床現場の舞台を設定し，期待を明確にし，彼らが良い診療をすることの意味を理解し，良いスタートを切る手助けをすることが本当に重要だと感じていま

す．時々，最初にうまくスタートを切れなかったために後でトラブルになることもありますから．だから，責任を強く感じています.」

　優れた指導医たちは，誰しもチームの他のメンバーと同様に，自分たちも生涯学習者であると考えていました．学習者は，指導医がどれだけ教えることを楽しんでいるか，また，世界的に有名な医師でもどれだけ学び続けたいと思っているかを感得することで，より積極的に医学部で学ぶことができるようになると感じました.

　「彼は今でも，教えるということにとても熱心で，好奇心が旺盛で，一緒に新しいことを発見してくれるのです」

と研修医は語ってくれました.
　このような考え方は，18人の指導医の間で共通する要素であり，チームと患者さんの両方に役立つ，探求的で知的な刺激に満ちた風土を作り出すのに役立っていると考えられます.

┃ポジティブに勇気づける

　新しいチームになって，最初の出会いの瞬間から指導医たちは学習者の役割と責任について指導医として期待することを明確に伝えていました．医学生，研修医，後期研修医には，病棟での1週間で何ができるようになるか，どこまで達成するべきかという個別の目標を設定していました．18人の指導医は，そのハードルを少し高く設定する傾向があると感じました．ある現在のチームのメンバーは，そのような期待に応えるために，指導医がどのような工夫をしているかについて教えてくれました.

　「自分の能力を発揮するよう求められていることはわかりますが，これがまたポジティブな気持ちにさせてくれるのです．例えば，『君なら，患者さんのためにできるよ．この患者さんの診療に主体性を持って主治医となるのに十分な力を持っているよ』とおっしゃってくれるのですね．このように，とてもサ

ポーティブだし，ポジティブな方法なので，自分を少し前のめりにさせてくれるし，僕たちも自分の限界まで追い込むことができるのだと思います.」

　選ばれた指導医たちは，概して学習者に臨床上の意思決定における自主性を与えていました．指導医の方針は別にあったのに，学習者が別の方法を提案したという事例も散見しました．学習者が立案したプランが患者さんに害を与えたり，治療を遅らせたりするものでなければ，指導医はその実行を承認していました．ある研修医は18人の指導医のうちの1人との経験についてこのように語っています．

　「他の指導医の中には，疼痛薬や同じ薬の投与量などの細かいことでも，薬の投与量を試すことすら望まない人もいました．そういう指導医は絶対的に自分のやり方が正しいと信じていました．でも先生はこのように言ってくれました『うん，もちろん．それがうまくいくと思うのならばやってみて．調べて試してみて．もちろん患者さんを傷つけないように十分な気をつけてからやってくださいね．そして，それがうまくいかなければ，新しい発見なので素晴らしいことです．私の言っているようなやり方に立ち戻れば良いし，もしそれがうまくいけば，なお良いし，私もあなたから学べるから』」

　学ぶ側の立場からすると，患者の治療方針を決定する裁量権は，指導医のサポートと信頼を示す最も重要なものになります．もちろん，このような自主性は，指導医，シニアレジデント，コンサルトを受ける指導者側などの何重もの保護があるからこそ可能になるものです．このような環境の中でこそ，学習者は臨床能力を身につけ，医師になるために必要な自信と自己肯定感を高めていくのです．ある指導医は，「私の仕事は，君たちが自信を喪失するような失敗を犯さないように守ることだよ」とチームに話していました．
　例えば，ある研修医が回診を離れ，状態が悪化した患者さんを評価するために呼び出されたとき，その研修医は患者さんの診断における思考プロセスを素早く指導医に電話で伝えてきました．指導医は「もう，君は既にどうしたらよいか，良い考えをもっているのでしょう？」と信頼して答えていました．
　ある研修医は，患者さんとの伝えにくい会話をリードするよう指導医に促されたときのことを思い出して話してくれました．難しい課題でしたが，その学

習者は次のように振り返っています.

「完全に安心することができたのです.仮に私が何か質問をしても,先生がサポート役として側にいてくれました.先生は目立たないようにわざと後ろに控えていて,私にリードさせてくれていたのでした」.

さらに振り返って,主治医である指導医が自分で会話をリードする方がずっと簡単だったかもしれないとその研修医は思ったそうです.

「私は今,もうすぐ研修の終盤に差し掛かっています.今になってやっとわかりますが,このような経験こそが,将来の医師としての準備としていかに貴重であるかを実感しています.」

学習者が患者さんとの会話やベッドサイドプレゼンテーションをリードする時間は,将来,教えるが側にまわったとき,また指導医として活動するための準備そのものにもなるのだと思います.

▌共に学ぶという精神

患者さんに対する最善のケアを追求するため,自分たち指導医の診断だったり,治療の提案だったりをチームメンバーは闇雲に受け入れてはいけないと主張する指導医もいました.もし研修医や学生が異なる見解を持っているのであれば,ちゃんと指導医に意見をするか,ないしは聞くべきです.

例えば,ある医学生と指導医とのやりとりを観察していたときです.ある患者さんの症状について,指導医が学生の評価に異を唱えたとき,学生は「ああ,そうですね」とすぐに答えました.すると,指導医はこう答えました.「違うと思ったら反論はいつでもウェルカムですよ」.

また,別の指導医は,患者さんの心音を聞いて心雑音があると訴えた学生に対して(この時点で,まだ指導医は聞いていない)議論したときに「もし本当にそのように聞こえたのなら自分の意見は貫いた方が良い.それをあきらめないでください」と諭していました.

この自分の判断を促す教育アプローチの目的は，自立した思考を育むことと，チームメンバーが患者さんや自分自身を擁護させることを奨励することの2つです．このようにチームの中に自立した考え方が必要となるのは，良い指導医こそよく理解しているように，誰も間違えるからなのです．指導医でもすべての答えを持っているわけではありません．

ある元研修医は，ある事例を思い出して語ってくれました．

「先生が逆に質問して聞いてくることがありました．答えは誰も知らないし，指導医である自分も知らないことを認めているのです．だから，みんなで調べたのですね．つまりこんな感じの非公式なものなのでした．その経験のおかげで，自ら楽しみながら学べるようになれたと思います．」

また，ある夜勤の研修医が患者さんを指導医に紹介した事例ではわれわれも謙虚な気持ちになりました．その研修医は，ビリルビン値の上昇を抑制する内服薬を用いて患者さんの強いかゆみの症状を和らげようと提案していました．指導医は「実は全く知らなかったんです」と研修医に感謝のコメントをし，さらにチームの薬剤師に「どのような作用機序か知っていますか？」と尋ねていました．

また，自分のミスや知識の不足をすぐに認める指導医もいました．

「それがまさにやってはいけないこと，私がその時やってしまったことです．覚えておいてくださいね．決して自分のようにそんなことはしないでください．」

優秀な指導医の中には，ここぞというときに話すための自らの失敗リストのストックがあります．彼らは失敗が非常に貴重な教育機会であることを認識しています．同時に，その優れた指導医たちは誰もが常に正しい答えを知っているわけではないことを認めていました．ある研修医が侵襲的な医療機器をいつ使用するかについて説明していたとき，その指導医は肩をすくめながら，自分が知らない，分からないことを隠すことなく「私はさっぱりわからないから，先生の言葉を信じるよ」とコメントしていたのが印象的でした．

回診中に指導医とチームメンバーの間で次のようなやりとりがありました.

研修医：「先生，内服を始めて待っていたら，患者さんの血圧が下がりました.」
[ハイタッチ]
指導医：「あなたの言う通りでしたね. 私は下がらないだろうと言ったけど，
君の意見を待つべきという意見が正しかったね. あなたに借りができ
ましたね.」

　無知や誤りを認めようとする指導医が存在することが，実は重要な意味を持ち，教育効果があります. それは，間違うということは臨床の学習プロセスの中では自然なことであり，そして不可避なものであるということ提示することで，学習者にとって心理的安全な環境を作ることに貢献するからです. 　どれだけ優れた指導医でも自分には限界があると納得して，それを隠すことがなければ，学習者は恥をかくことを恐れずに自分の限界というものを受け入れることができるようになります.
　この考え方を簡潔にまとめて話してくれたのは，ある研修医でした.

　「指導医として研修医たちが安心しながら意見を出せるように配慮できれば，実際に合っていたり，間違っていたり修正できるようになります. そうすることができれば，学習環境をよりよく循環させる質問などももっと出してくれるようになると思います.」

　しかし自分の間違いを認め，誤っていることも見せるという姿勢は，すべての指導医ができることではないことに注意しなければなりません. 特に，キャリアがまだ浅く若い指導医であったり，女性やマイノリティに属する指導医の間ではなおさらこれらの行動は難しく，実際に意図して避けていることもあるかもしれません. むしろ，チームや患者のベッドサイドで一貫して自信をもって自己主張する必要性を感じている指導医もいるかと思います. このことは前章で述べたように，患者さんやその家族，他の医療従事者から，マイノリティである指導医がリーダーとして認識されていない，その役割を果たす資格がないと自然と感じてしまう，コメディカルと間違われやすい，などといった背景から生じるのかもしれません. 実際に，指導医の思考プロセスや意思決定に対し

て，指導医の個人的特性を理由に研修医が不安を抱くこともあるようです．

ある研修医は次のようにコメントしています．

「（総じて女性指導医は）もう少し大きな声，自信を持って話さなければいけないことが多いと思う … 強引になれというわけではないですが，患者さんの治療方針の問題について，もっと積極的で良いと思う．」

この研修医のコメントにあるように，卓越した教育者である指導医が用いた戦略やテクニックを，そのまますべての人に広く適用してはならないのは，重要な点だと思います．

▌失敗はチャンス

研修医や学生の提案や計画がうまくいかない場合には，優れた指導医たちは彼らに恥をかかせたり，自信を失わせたり，かつ患者さんとの関係性を悪化させたりしないようにチームをリカバリーさせて前進する方法を常に模索していました．「私は決して負けない．勝つか，もしくはそこから学んだかのどちらかだ．」というのは，ネルソン・マンデラ氏の言葉ですが，ここではある研修医が話してくれた例を紹介します．

「先生は，私に責任を負わせて放り出したり，患者さんに不快な思いをさせたりすることは一切ありませんでした．先生はただ，私たちは，自分たちがやるべきことを正確にやり，痛みを抑えるというプランについても話し合いましたが，これからは（研修医の先生の説明ではなく）あなたが望む他の治療法をやってみましょうか」と患者さんに伝えたのです．そうすることで，患者さんは満足し，私も自分が疎外されているとか，軽んじられているとかいう感覚はなくなかったです．」

そのような配慮で，学習者が前向きな気持ちで患者さんのマネージメントと学ぶことを続けることができるように向かわせました．それとは対照的ですが，

他のメンバーの前で恥をかかせたり，嘲笑されたりした学生や研修医は，ネガティブな感情を抱くことになります．臨床の現場で学ぶということは，安全でかつサポーティブな環境の中でこそ，最も効果的に行われるのです．

　18 人の指導医たちは全員，学習者の行動を強化するポジティブフィードバックの効果を強く信じていました．ある回診の際には指導医が「プレゼンを効率的に話すことを練習していた成果が本当によく表れていましたね！」とチーム内で何気なく褒めていたのを垣間見ました．逆に，総じて現場での間違いを伝えるという作業は，講義室の中で行うのとは全く違う方法を用いる必要があると，彼らは考えていました．ある指導医は次のように説明していました．

　「医学生には，私たちが指摘することで教師が良くない成績をつけているかもしれないと勘違いされないように，成績や評価とは別に臨床ではもっとうまくやる必要があるんだよということを伝えるべきだと思います」．

　指導医達は，間違い / 不正解という言葉を極力避けるようにしていることが明らかでした．その代わりに，即興演劇の基本原則*に従っていました[4]．学習者の意見に対しては否定せずに「そうだね，そして …」と伴走しながら，学習者本人の思考プロセスを同時に構築していきます．

＊　訳者注：即興演劇の基本原則について

　　わが国ではあまり馴染みのない言葉かもしれないが，インプロ（即興演劇）とは脚本も事前の打ち合わせもなく，その場で起こることに着目して共演者や観客とともに作り上げる演劇のことを定義する．医学教育の世界ではコミュニケーション能力の涵養などを目的として活用されることが多い．本文中のその基本原則とは，①否定しない，②失敗（挑戦）を楽しむ，③相手が輝くように，相手にいい時間を与えることを指している．
　　文献：岡崎研太郎　インプロ（即興演劇）を用いた医学教育．医学教育．2022；53（4）：388～392

　彼らの生徒が口を揃えて言うことには，指導医が行う学生の間違いを修正するプロセスは決して判断的ではなく，卑下したり見下したりするものではなかったと語っていました．間違いを犯した場合には，指導医は学び手と議論し，

なぜ間違った方向に至ったのか原因を探るために質問をしていました.

そして，ある学生は，極端ですが興味深い例を挙げて語ってくれました

「例えばその指導医の先生に，この患者さんは，昨夜エイリアンの侵略を受けたから病態が悪化したと思います！と言ってみたとします．おそらく先生はそんなことでも否定することなく『なるほど良い考えだね，そしてなぜそのように考えたのかな？』と答えると思うのです」

医学の現場では，指導医の質問に答えられないという単純な間違いから始まり，学習者が犯しうるあらゆる種類の修正すべき間違いがあります．調査した18人の指導医はチームの医学生に対して，必ず彼らの知識レベルに合わせて質問を始め，単に暗記を問うのではなく，臨床の思考プロセスに焦点を当てることがほとんどでした. もし学習者が質問に対して返答を困っていたり，間違った答えを出したりした場合でも，指導医はその学生のコメントの有無にかかわらず，同じ質問を他の学習者にも振り向けるようにしていました．ある学生は，治療方針で間違った提案をしたときに，それに対して指導医がどのように言葉をかけたかについて話してくれました.

「『いやいや，いいんですよ．あなたはおそらく，このことを考えたからこう言ったのでしょう．それは良い思考プロセスですが，今回のケースでは，このことが原因とは当てはまらないですね.』それで，私は間違ったけど，よかった，大丈夫だったと感じたのです.私は自分が思っていたほど愚かではなかったと. だから，これは学ぶ側にとってとても重要なことだと感じました.つまり，そのようなフィードバックの方法が学生の学びを促進させると思うのです.」

ケースプレゼンテーションの後で指導医が他のチームメンバーの前でフィードバックをする際には，優れた指導医たちはプレゼンターを不快にさせない方法でフィードバックをしていました. 以下は，私たちが実際に観察したフィードバック手法の具体例です.

「すばらしいプレゼンテーションでした. とても良いと思います. さらに付け加えて患者さんについてもう少し医学的な話をしましょう. あなたは言及さ

れていませんでした，私がカルテを見たときには，患者さんは 2 年前からベッドに横になることができなかったという情報が記載されているのを見ました」

「すばらしいですね，必要な情報はすべて含まれていたと思います．今回は胸部不快感で来院されたので，精神科や家族歴について少し含め過ぎたかもしれませんね．もちろん詳細にカルテには書いておいても良いけれど，ショートプレゼンでは直接関係ない所は省略しても OK です.」

「とてもよくまとまっていました．簡潔だし，流れもよかったです．先生のプレゼンの中で最も注目すべき点は，収縮期血圧が 90 であったことですね.点滴を止めたということですが，その後ちゃんと血圧は正常値に戻っていましたか？」

患者さんへの診療においてミスがあった場合，指導医の最初の対応はそれがどのように，なぜ起こったのか，そして担当する学生と研修医のパフォーマンスにどのような影響があるのかを見極めることだと思います．指導医は問責するというよりは，そのエラーに対して好奇心を持って望んでいたのです．ある研修医は次のように語っていました.

「(事例が起きた際に) 先生は立ち止まって担当の研修医を責める前に，"ちょっと待って，何かあったのでしょうか？ああ，あの人の対応はひどいね "って共感を示していました．そして，なぜこのようなことが起こったのか，その状況を理解しよう努力する点で，先生はすべての人を信頼しようと努めていました.」

▌感情に寄り添う

今回質的調査した指導医たちには共通して高いエモーショナルインテリジェンス (EI*ないし EQ: 心の知能指数) を持つ人が多くいました．EQ とは，「自分と他人の感情を理解し，その知識を使って相手に対する態度を変える能力」と説明されています [5,6]．EQ を活用するには，他人の気持ちをただ直感的に

理解するのではなく，自分自身の感情をも俯瞰して理解し，社会的背景に従っ
てそれをどう扱うか相当な省察スキルを必要とします．幸いなことにＥＱは
時間とエネルギーのかけ方次第で，向上させることができるとされています．

＊　訳者注：EQ，Emotional Intelligence Quotient
　　優れたリーダーに求められる重要な能力が，EI（Emotional Intelligence:
　　感情的知性）です．このEIという概念を世に広めた人物の一人が，心理学
　　者 の Goleman D. だ．ベ ス ト セ ラ ー に な っ た 著 書 Emotional
　　Intelligence: Why It Can Matter More Than IQ（邦訳『EQ こころの
　　知能指数』）が注目を浴び，日本ではEQというキーワードのほうがより広
　　く知られています．

何人かの指導医では，学習者のやる気を引き出し，行動を変化させるために，
EQを利用していました．まれに指導医でも怒りが表面化することがあります．
特に，学習者が責任や説明責任を放棄しているような場合です．指導医がチー
ムメンバーとの関係を築き，高い期待を明確に伝えていれば，コーチがアスリー
トに対してこれらの感情を示すのと同じように，怒りやフラストレーションで
も重要なコミュニケーションツールになるかもしれません．ある指導医は，「怠
慢や不注意，確認不足によるミスであれば，厳しく注意しますよ．ここの研修
医の中でも，とても軽率な態度をとる人が何人かいて，本当にイライラさせら
れます．」と本音を話してくれました．

　また別の指導医は，前夜にめまいで来院した患者さんに関する研修医が書い
たカルテを見て憤慨していました．その研修医が記載した病歴は，救急科の医
師が書いたものがそのままコピーして貼り付けられており，回診でも同じよう
に話していたからです．もちろん学習者が手を抜くのは初めてではなかったの
で，その指導医は研修医と一緒に病室に向かい一緒に患者さんの病歴を取った
のです．

　その指導医は次のように述べていました．

「私はその研修医とちゃんと会話をして，『君は私に見せているものよりも優
れた医師だと思うよ』と研修医に伝えました．」
　また18人の指導医の武器は，怒りよりもユーモアのセンスでした．ユーモ

アは緊張をほぐし，心理的に安全で協力的な雰囲気を作るための重要な要素となっていました（Box 5.2 参照）．現在の学生からのインタビューでは．

「先生のコミュニケーションの半分はユーモアで，おかげで回診はとても面白く，心地良いです.」

指導医のそのユーモアは学習者にも時に自虐的な形をとって笑いを取ることもありました．

「先生は私たちの前で自分を自虐的にからかうことができる人なので，例え他の人をからかっても，それが悪意を持って行われているようには見えません.」

前述したようにチームリーダーとしての自分の役割を常に力付ける必要性か，指導医によってはそのような自虐的な態度はできない，あるいはしない方がいい特別なスキルだと考えている指導医もいました．

ジョークは一般的に，指導医とチームが回診を行う中で，時に生まれてくるものです．私たちが観察したのは，次のようなものでした．

ある患者さんの手の甲に，何かが書かれたような跡があるのを指導医が見つけた時のことです．「これは何ですか」と指導医が尋ねると，その患者さんは「忘れてはいけない大事なメモです」と答えました．するとその指導医は「なるほど！昨夜は病院を抜け出してクラブに踊りに行ったんじゃなかったのですね」と皆の爆笑を誘いました．

ユーモアは，一般的に他者とラポールを築くための古典的手法ですが，臨床チームでもその機能を果たします．

ある指導医が，腹部 X 線写真の読影において小腸・大腸の解剖学的特徴をチームで確認していたときのことです．

「（指差しながら）これは大腸？それとも小腸？」
そして，チームからの返答を待っている間に，白黒写真の中にあるはずも無い比喩を用いて
"ほら，ここのヒントは大きな赤い矢印よ".」

と冗談を言って笑いをとっていました．

　最後に，次の6章と7章では，18人の指導医の人間力には焦点を当てず，彼らの日々の教育ツールやテクニックに焦点を当ててお話しします．ニーモニックを用いた暗記方法，ホワイトボードテクニック，スマートフォンの使い方まで，テーマは多岐にわたります．しかし，凄腕の臨床家・教育者たちが共通してうまく使っていることがあるということです．

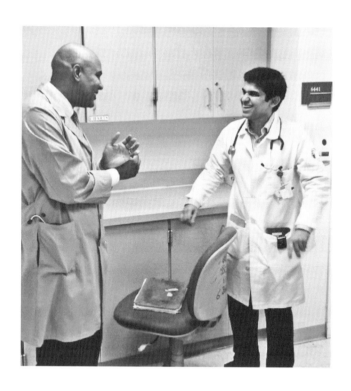

Box 5.2　回診中の指導医と学生・研修医のジョークの瞬間

Main Points

1. 18人の指導医の全員が，心理的に安全でサポーティブな学ぶための環境を作り出していた．そのためにチームメンバーを仕事とプライベートの両方でサポートする，学習者への高い期待を明確にする，誤りを諌めるのではなく理解を促す，感情を用いてコミュニケーションをとり学びを刺激する，など様々な戦略を用いている．
2. 指導医は学習を促すポジティブなフィードバックを行い，回診中は完全に集中していた．誰もが学習者には寄り添い，喜んで支援する姿勢を持っていた．また信頼関係を築くために，学習者と個人としてよく知る努力をしていた．
3. 全員ではないが指導医は自らの過ちを認め，学習者からの挑戦を歓迎し，間違いは絶好の学習機会であるという信念を示していた．学習者は見落としがあった場合でも，指導医がサポートし守ってくれることを知ることで臨床的な判断に従事できている．

■ さらに学びたい人へ

Kelly E, Richards JB. Medical education: giving feedback to doctors in training. BMJ. 2019;366:l4523.

　フィードバックを提供することは，あらゆる教育活動において不可欠な要素です．この論文では，指導中にどのような方法でフィードバックを行うことが可能で，また行うべきなのかについて探っています．フィードバックは，自己省察と建設的にスキルを修正する重要な要素であり，何も新しいスキルを学ぶ人に限ったことではありません．国際的なガイドラインなども存在しない現状に対して，本論文は効果的なフィードバックの具体的な特徴を先行研究のレビューを通してまとめています．なぜ学習者にとってフィードバックが重要なのかを指導側が明確にすること，フィードバックの焦点を学習者の学びの促進に繋げること，フィードバックのための適切な空間と時間を作ること，そして繰り返し使えるフィードバックプロセスを確立すること，といった全体的なプロセスを解明しています．学習者に対して行われるフィードバックは，具体的かつ適切であり，客観的な行動に対して焦点を当てる必要があるのです．

Savage BM, Lujan HL, Thipparthi RR, DiCarlo SE. Humor, laughter, learning, and health! A brief review. Adv Physiol Educ. 2017;41:341-7.

　この論文では，ユーモアと健康に関するその影響と研究の歴史について詳しく解説しています．ユーモアは適切に用いることで，（体内のコルチゾールとエピネフリンの量を減らすことで）ストレスを和らげることができ，その結果，学習ができる守られた空間を作り出すことができます．著者らはユーモアが健康に役立つという豊富な逸話をベースに心と体，感情の交わりについて考察しています．ここ数十年で収集されたユーモアに関するエビデンスを詳細に検証した後に，医療現場でこそユーモアを適切に使用するべきであろうという，その効果を説得力を持たせて論じていました．読者の多くは，故ロビン・ウィリアムズによって映画化された不朽の名医，パッチ・アダムスをご存知でしょう．アダムスは，患者さんを癒すためのツールとして，ユーモア（病院内のピエロによる治療）を頻繁に用いていました．このように，ユーモアはすべての人がより良く，より健康で，より学ぶことのできる人生を過ごすための様々な方法を教えてくれるのです．

Carbo AR, Huang GC. Promoting clinical autonomy in medical learners. Clin Teach. 2019;16:454-7.

　この実践的な文献で，著者らは学習者が医学において重要なスキルである「臨床的自律性 clinical autonomy」を身につけるための指導者側用のツールについて述べています．著者らは，臨床的自律性を「自分の意志で行動できること」と定義し，研修医の臨床的自律性を育むために指導医が取るべき具体的でかつ実行可能なステップを紹介しています．このステップには，新しく研修医を迎えた初日に指導医が研修医のニーズを評価すること，研修生をコンフォートゾーンの端から優しく押し出すこと，臨床的判断（例：CT の前に超音波検査を受けること）に関する思考プロセスを明確に言語化できるように研修医に促すこと，患者さんの最善の利益のために介入するタイミング（そして研修医の成長のために指導医が退くタイミング）を理解すること等の役に立つ内容が含まれています．これらのステップに従うことで，指導医は自分の監督や指導と研修医の自主性の双方をコントロールする余力を持たせることができます．また，このようなガイドラインは施設毎や地域の医療文化に合わせて変更することができますし，変更すべきでもあります．

6 Bedside and Beyond

ベッドサイドとその向こうへ

"良医は病気を治すが，偉大な医師は病気を持つ患者を癒す."
The good physician treats the disease; the great physician treats the patient who has the disease.

William Osler *

---

* 編集部注：ウイリアム・オスラー（1849 – 1919）：カナダ，オンタリオ州生まれの医学者，内科医．医学教育の基礎を築いた人物として知られ，『The Principles and Practice of Medicine』など多くの名著を残した．「平静の心―オスラー博士講演集，医学書院；新訂増補版，2003」

　医学の実践が年々複雑化するにつれ，学習者への臨床教育も必然的にこれまで以上に複雑で厳しいものとなってきました．新しい情報，新しい治療法，新しい技術など，伝えるべきことは山積みです．逆に，学生や研修医へのトレーニングに費やす時間は大幅に削減されてきています．このような状況の中で，臨床教育では不可欠なベッドサイドティーチングという，何世紀にもわたって受け継がれてきた重要なものが削ぎ落とされつつある現状なのです．

　2003年に米国研修医の勤務時間が制限される以前から研修医と患者と直接関わる時間がいかに少ないかが既に懸念されていました．ある研究では臨床教育の25%以下しかベッドサイドで行われていなかったことが報告されています[1]．2013年にジョンズ・ホプキンスのチームは，研修医がベッドサイドで患者との会話や診察をしている時間は勤務時間のわずか12%であり，40%以上がコンピュータの前で過ごしていたことがわかりました[2]．

　医療者の中には，効果的なベッドサイド教育と研修医と患者さんとの触れ合いという重要な時間が減る脅威を強く感じている人もいます．2017年に世界的な臨床教育者のグループ（ミシガン大学の優秀な指導医の1人が主要なリーダーを務めています）は，ベッドサイド教育と身体診察および診断スキルの向上に特化した組織であるベッドサイドメディスン協会を設立しました．その目的は，意識的に臨床の実践と教育を行い，21世紀の医療における臨床の

課題と役割に関して，教育と研究面で革新を促すことによってベッドサイド医療の文化をさらに育てることでした[3]．2018年には，米国卒後医学教育認定評議会（ACGME）が「Back to Bedside」という部門を設立し，研修医とフェローが，臨床における仕事の意味と喜びを育み，本来医療の中心である患者さんとより深く関わることができるような変革的プロジェクトを開発することが目的とされています[4]．

　私たちがインタビューを行い観察してきた18人の指導医達は，学生や研修医をベッドサイドから引き離そうとしている外的圧力を認識していました．彼らの多くが前述したこれらのACGMEやベッドサイドメディスン協会などが挙げている声に積極的に加わり，この学習者らをベッドサイドから引き離す問題に取り組んでいます．彼らは皆ベッドサイド教育にこだわる実践者であり，学習者にできるだけ多くのベッドサイド教育を提供しようと自らも最大の支援者であり続けていました．ある指導医は実際の回診時間の短縮や学習者のための教育の時間の削減が進み，これまで回診やプレゼンテーションに費やしてきた時間の多くは，テーブル回診(日本で言うカルテ回診)で患者が抱える問題に対応しなければならなったと話しています．

▌教育時間を最大化する仕組みとその戦略

　私たちが調査した18人の指導医達は，それぞれ個性的な指導方法に独自の戦略と戦術がありました．本章では彼らがどのような方法で学び手がインスパイアされるような指導を行っているのか，その一部を紹介していきます．優れた指導医には，多くの似通った特性や考え方があります．例えば，ベッドサイド教育の主な目的を尋ねたところ，彼らの答えは驚くほど高い類似性を示しました．

　ある指導医は次のように述べています．

「ただ些細な事実を教えるのではなく，患者さんに適用できる知識を提供すること．学習者がそれを次の患者さんのベッドサイド診療へと持ち帰り，どこが正しくて,どこが正しくないのかについて理解できるように促すことが大事」

　他の指導医は，学習者が正しい臨床的判断をするために教えた知識を応用す

る方法を話していましたし，また別の指導医は「学生・研修医が記憶できる方法」で知識を提示する必要性を挙げました．このように教育を担う指導医の役割は，学習者の記憶に定着させ，将来の患者に応用できるような形で，個々の患者さんの背景に沿って正しい臨床判断に役立つ学習を促進させることにあります．

　現代の病棟診療では，効果的な時間管理がとても重要になります．回診現場は，その性質上，詳細な細かい症状や疾患について本格的な指導を行うには理想的な場とは言えません．限られた時間の中で患者回診に多くの時間を割かなければならないからです．そのため優れた指導医たちは，指導のタイミングをあらかじめ予測し，回診で訪れる患者さんに関連した簡単なレッスンを準備しつつティーチングの瞬間を見極めていました．

「患者さんに関連のないことを延々と話したり，長話をしたりする指導医もいますが．そうなると，誰しもだんだんと意識が遠のいていってしまうんです」．

　一方，両者とも 18 人のうちの 1 人ですが，その指導医の元指導医については

　「教えるポイントや小さなクリニカルパールを見つけるのが極めて上手でした」

と答えています．

　指導医は，学習者の日々の複雑な状況に合わせて，積極的にスケジュールを調整する方法を用いていました．
「自分たち研修医が忙しければ，毎日決まって 1 時間も教える必要はないことを彼女は知っていました」と，研修医はその指導医について語っていました．彼女はまた，チームでの回診時に研修医にではなく医学生にショートプレゼンテーションをさせることで，研修医が指示出しなどの他の仕事に使える貴重な時間を生み出すことで，研修医から感謝されています．そのような配慮が本当にありがたかったと研修医の一人は絶賛していました．また，1 対 1 の面談では，指導医が医学生のプレゼンを遮らずに最後まで聞いて練習させていました．

指導医によっては，学生や研修医に対して指導医が期待する明確な目標を設定するプロセスを大事にしていました．回診時の症例プレゼンの形式に関する自らの好みを伝えることが行われていました．症例プレゼンには様々な省略されたプレゼンテーションの型が存在します．例えば，米国での病棟回診での伝統的なプレゼンテーションの構成は Event（出来事），Subjective（主観的情報），Objective（客観的情報），Assessment（評価），Plan（計画）を意味する「E-SOAP」がプレゼンテーションとして知られています．このプレゼンテーションでは例えば学習者が夜間とその間の出来事を (Event)，患者から伝えられた主訴や本人の心配事 (Subjective)，バイタルサインから始まる身体診察の客観的所見や，前日から確定したすべての診断テストやその他の結果を提示することから始まり (Objective)，プロブレムリスト別または臓器系別のアセスメントとプラン (Assessment と Plan) を述べて締めくくることが多いです．

回診をより効率的にするために，昨晩の起きた新しいベント (E) だけに焦点を当て，その問題別に評価 (A) と計画 (P) を立てる（EAP 型プレゼン）＊ことを選択する指導医もいます．このプレゼンの型は，たとえば担当患者が当直帯に発熱した場合，発熱は議論すべき問題点として最優先リストアップされます．次に，その発熱に関連する自覚症状，診察所見，診断検査結果，アセスメントとプランのすべてが，その問題の中で議論されることになります．そして，低ナトリウム血漿，腹痛の継続，新たに発症した下痢など，それぞれの問題に対して，このプロセスを繰り返し行うことになります．

＊ 訳者注：本書の著者である Nathan Houchens 先生，Sanjay Saint 先生は病棟業務を引き継ぐ初日には必ず全員の担当患者のフリップカード (手書きの症例要約ノートみたいなもの) を用意して臨んでいました．また必ず医学生と研修医には回診時のプレゼンスタイルの好みを伝え，この EAP 型の有用性をエビデンスに沿って伝えていました．その背景には自分たちは既に全担当患者を把握しているので，詳細なお決まりのプレゼンの型で時間を浪費するのではなく，少しでも実りのある教育時間を捻出するための配慮がありました．その分の捻りだされた時間は，当該症例に関する何らかの Tips を一つ必ず入れて，学生や研修医の学びになるように意識されていたことがとても印象に残っています．

これまで，異なるプレゼン方法にこだわって何が良いかについて調査した研究はありませんでしたが，医学生と研修医を対象にこの EAP の型と SOAP の型のプレゼン方法についてどちらが良いか直接比較した研究があります [5]．その結果は驚くべきもので，両方のプレゼンの型で症例プレゼンをした経験がある学習者では，有意に SOAP よりも EAP を好む傾向がありました．使いやすさに差はないものの，SOAP と比較して EAP の方が，適切な情報をより抽出し，病歴，検査，学んだ情報をアセスメントとプランに入れることで，より大事な評価と治療方針に集中できると学習者は感じており，EAP はより時間効率が良いと考えられています．指導医にも学習者にもそれぞれ好みのプレゼンスタイルがあるかと思いますが，EAP 型は学習者のプレゼンの考え方に一致していました．

　また指導医によって診療スタイルが異なるものの一つに回診の仕方があります．ある人はすべての患者をていねいに診察しつつプレゼンはベッドサイドを行い，ある人は病室の外でプレゼンテーションを求め，またある人はテーブルを囲んで患者について話し合う（テーブルラウンド：日本で言うカルテ回診）ことがありました．チームのニーズや時間的制限によって，これらの方法を日々調整しているという指導医もいました．

　ある指導医は，回診の直前にはチームメンバーと一緒に相談していました．

　「10 時 30 分には回診を終了して，指導の柔軟性を確保することにしましょうか．シニアレジデントには一緒に診察をする患者さんを優先して選んでもらいましょうか．患者さんによっては病室でベッドサイド回診をしましょう」

　この直後には，チームの中で患者さんに効果的に説明行う方法について議論されていました．われわれ調査班が観察したすべての指導医が毎日，少なくとも何人かの患者をチームと一緒に診察していましたが，共通していたのは，あらゆるタイプの回診方法を用いて，また効果的な準備を行って，よく考えられて実施されていたということでした．

　またチームとしてどの患者さんをどの順番で診ていくかという判断は，多くの場合シニアレジデントに委ねられていることが多かったです．実は，これは彼らにとっても優れた教育にもなります．指導医として後期研修医の思考プロセスや医療の現場で必要となる優先順位を観察することができるからです．

ある指導医は,

「私は毎日すべての患者を回診していますが,だからといって毎日チーム全体ですべての患者を回診しているわけではありません.どうしてもチーム回診の時間は1日2時間程度に限定されてしまうため,ベッドサイド回診で全力を尽くすことができ,学生や研修医が回診に時間を取られすぎて「ああ,指示出せない,大変だ」と危惧する必要がなくなるからです.」

インタビューした現役の学生は,指導医が行ったもうひとつの柔軟なやり方について語ってくれました.

「もし私たちが自分の担当患者をチームで見る機会がなかったとしたら,先生は必ず戻ってきて,個人的に一緒に患者さんを診てくれました.そんなことしてもらったのは今まであまりありませんでした.」

共通していることは,すべての指導医が新旧の入院患者を問わず,自分のチームに割り当てられたすべての患者を毎日診ることを心がけていました.

回診以外でのティーチングでは指導医の期待を伝えていました.例えば,ある指導医が午後に学生と研修医がいるチームルームに現れ,医学生を対象とした指導を行っていました.その際,学生には集中してほしいと伝える一方で,同じチームルームにいる研修医や後期研修医の多くは忙しそうにパソコンをタイプしているために,その指導医は研修医の先生たちへは半分だけ注意を払えばいいからと直接伝えていました*.指導医が言うには,「忙しい研修医や学生たちが,『じゃあ,これから20分間,集中してレクチャーを聴いてあげるよ』と自ら言うのは難しいのですよ」と考えているからでした.
このように学習者がやらなければならないタスクとそれに対する共感を感じとりました.

---

* 訳者注:指導医が何かレクチャーする際に,話を聞いているのか聞いていないのか,ひたすらパソコンに向かってカルテ記載をしている研修医(インターンやレジデント)がいることに当初とても面食らいました.そこに

は指導医のチーム全体の業務効率と学び手の状況を考慮した心理的配慮が必ずありました．その空間にいる者全てが同じことをすることが好まれやすく，結果としてチーム全体の業務効率が落ちやすい日本の社会文化構造があるのかもしれません．

▌臨床医学の基礎となるもの

　臨床面接時の患者との関係性に基づくコミュニケーションと効果的な身体診察は，今も昔もベッドサイド診療の基礎となるものです．私たちが調査した18人の指導医たちは，期待に違わず，やはり優れたベッドサイドの教育者でした．まず，彼らは優れた臨床医であり，診断医でした．極めて当たり前なことですが，患者さんに何が起きているのか知りたければ，患者さんに直接聞くことが重要です．そのような診察法の1つが身体診察です．学生や研修医が行うにせよ，指導医が行うにせよ，診察は慎重に過不足なくに行われる必要があり，患者さんの状態について質問し，良い情報を得るためにあらゆる感覚を駆使する必要があります．患者さんの症状や感情の変化，生活体験についても話を聞くことになります．

　しかし，新技術の導入や指導医や学習者の時間的かつ煩雑な事務作業によるプレッシャーは，臨床的に患者さんへ集中する状態を希薄にする恐れがあります．ある昔の生徒は，このような臨床現場の傾向に対して指導医がどのように対処しているかを次のように語ってくれました．

　「検査や画像診断，コンサルタントとの会話からわかることから考えるだけでなく，先生は時に患者さん本人に，その疾患と診断されたときに最初に気づいたことは何か，つまり最初の感じた懸念や心配事に立ち戻って聞いていました．」

　また，ある研修医はその指導医が全人的な視点をもって個人個人の患者さんを一人の人として診療することにこだわっていたと話していました．それは，どの治療薬が症状を緩和し，延命させるかということだけではなく，患者のQOL（生活の質）を最大限に高め，患者さん本人の優先順位を考慮した上で，その患者さんにとって何がベストなのかを考えることでした．

ある研修医は，病気の治療などの医療を優先する指導医と患者自身全体を診る指導医との違いを比較して述べてくれました．

　「多くの指導医は，患者さんとあまり話をしないことが多かったですね．私たちはあまり患者さんの背景や全体をみて判断することはないかもしれません．しかし，先生は違っていました．」

　指導医たちは患者さんの話をよく傾聴していました．そして，たとえ患者さんが簡単に口にした内容であっても，その心配していることを認識して，全体的な幸福のために優先順位をつけるという作業を心がけていたのです．われわれがその18人の指導医の1人と一緒に回診に参加していたとき，1時間以内に2つの事例を目にしました．一連のやりとりはチームが病室を出た後に行われました．

指導医：「今のやりとりを振り返りましょう．なぜ私が彼女にうつ病について質問したと思いますか？」
研修医：「そうですね，患者さんが目に涙を浮かべ始めたからです．」
指導医：「彼女は「辛い」と言った．会話の中でしばしば心の小さな窓が開きます．その窓を見過ごさずに追うことが大事で，その手がかりを掴み，追おうとすることが重要なんです．」

　しばらくして，別の患者さんに対しても，別の省察をする機会がありました．その指導医は医学生に対して話し始めました．

指導医：「われわれが病床を離れるようとしたとき，最後に何か聞こえましたね．」
医学生：「患者さんが不安に思っている内容についてです．」
指導医：（研修医に向かって）「そう，それは私たちが彼女のかかりつけ医に退院した後にもていねいに知らせるべきことですよね．」

　患者さんは一般的に，たった1つの深刻な問題で病院にやってきます．
　「忙しい日常診療業務では，この1つの大きな問題で視野が狭くなってしま

う．しかし，患者さんと対話してみれば，他にも亜急性期や慢性期の問題がいくつもあるかもしれないことに気づきます．もし患者さんに何か重大な心配事がある場合，私はその問題に優先的に対処するように私の指導医から教育されてきました．１つのことに集中するということと比べて，患者さんに対してより総合的なケアを提供するために，結果的により時間やエネルギーが必要だったということはあまりありません.」

　私たちが観察しインタビューした指導医では，ベッドサイドでの身体診察は，臨床家の武器中で重要なものであると強調していました．ある元教え子は，自分の指導医について次のように語っています

　「先生の身体診察のスキルは驚愕でした．彼は患者を見るだけで，何かを発見することがよくありました.患者さんの主訴とは無関係なことに気づいても，それを教育の材料にするんです」.

　ベッドサイドでの患者さんの診察中に，ある指導医は自分のチームへ教えていました.

　「スクラッチテスト*を知っていますか？この操作を学ばずにこの病院から帰すことはできません.」

　そして，ある熱心な学習者が「はい，知っています」と答えると，指導医は患者さんの許可を得てから実際の患者さんで実演するよう求めました.
　「では皆のために，ぜひ見せてください.」
チームメンバーも指導医も注視した後に
　「私はちょっと違う方法でやっているので，見ていてくださいね.」
　そこから学んだ医学生たちは，
「本当に，素晴らしかったです！」と畏敬の念を抱きながら，心から感謝の言葉を口にしていました.

＊ 訳者注：スクラッチテストは，聴診器を用いて腹部の中の固い臓器と空洞のある臓器を通過する音の伝わり方の違いから，肝臓の下縁を検出する方

法で筆者もよく教育目的で用います．日本では肝臓のサイズを打診で習う
ことが多いですが，このフィジカルは腹部が緊張していたり，膨満してい
たり，肥満状態であったりする場合に特に有用です．同様に聴診しながら
タッピングする方法もあります．

　ある指導医が主病態とは別の理由で入院している患者さんを診察していると
きに，その方の胸に日焼けによる過去の皮膚障害を示す所見を指摘したり，ま
た繰り返して嘔吐する患者さんを診察していたときには，その患者さんの主な
訴えは歯ではないにもかかわらず，「歯を診てみましょう」と学生たちに声を
かけていました．これは胃酸の逆流によって歯へのダメージが見つかるのでは
と思ったからです．
　18 人の指導医から得た共通する特徴の一つは，患者さんへの診療と教育の
両方に責任を持ち徹底して取り組んでいる姿勢でした．ある学生は，その際立っ
た例として，指導医と他の 9 人の学生と一緒に患者さんを訪室したときのこ
とを思い出して教えてくれました．
　その指導医は，患者さんに「イー "Eeee"」と言ったときの肺の音を学生達
に聞かせようとしていたのですが，その指導医は，患者がイーと発音している
間，チームのメンバー全員が次々と聴診器を患者の胸に当てるよう指示しまし
た．指導医は患者さんに謝りながら，優しい雰囲気を醸し出していました．お
そらく合計 20 分くらいはかかったと思いますが，会話がちょっと面白くて，
最後には患者さんも笑っていましたけど，そのようなユーモア溢れるやり方が
彼のやり方だったんです．先生はいつも徹底していました．
　同じ患者さんを何人かで同時に聴診する場合，どうしても所見の相違が生じ
ます．そのような時に 18 人の指導医たちはどのように所見の差を対処してい
るかについて教えてくれました．

**「そして，自分の考えを何か言う前に「学生たちは何が聞こえて，何が見えて，
何を感じたか」とまず学生や研修医に問いかけるように自らを律しています．」**

　われわれもある指導医の回診で学生たちと心臓の聴診していたときのことで
す．ある研修医は拡張期雑音だと思うと所見を述べていました．指導医は収縮
期雑音であると確信していましたが，学生さんのプライドや自信を打ち砕かな

いように，直接的に否定はしませんでした．その代わり，「もしかしたら，私が勘違いしているかもしれませんね．もう一度聞いてみましょうか」と伝えました．そして，一緒に雑音を聞きながら，同時に頭骨動脈を触診するというテクニックを教えただけでした．

「このよう教えたら，もう何も言う必要がないですよね．学生さんも，ああ，これは収縮期だな，と理解して判断することができるようになったわけです．」

その優れた教育指導医は学生や研修医たちの所見との不一致に対してどのように対応すべきかエッセンスを教えてくれました．

「もし所見の判断が一致していれば，それはすばらしいですね．でも，もし違う判断であれば彼らと一緒に再度診察します．それでも所見の判断が一致しない場合は，○○の場所にフォーカスして，○○について具体的に聴いて，○○を感じてみようとか，○○が感じとれるかなと具体的に一緒に聴きます．それでも彼らの所見と一致しない場合は，午後にまた戻って個別に診察するのです．」＊

＊ 訳者注：診察所見の不一致について
　　心臓の聴診でも，肺音の評価でも，腸音の亢進／低下でも，ある所見に対して検者間で大きな差がでることが臨床の現場は多々あります．わが国の卒前教育で行われている OSCE も合否に対して所見の判断の正確性までは考慮されていません．身体診察ができるようになるために，診察の型を教えたり，病態生理学的な知識と解剖を教えることは重要ですが，最も重要なことは身体診察の所見の判断のキャリブレーション（優れた指導医と所見判断の基準を合わせていく作業）が必要であると考えてきました．2年以上ミシガン大学の回診に参加し，尊敬する指導医たちは未来の医師である学生の身体診察の所見の解釈を全員が一致するまでキャリブレーションしてあげていたことがとても印象的でした．

■ティーチング・ポイントの準備について

　個別の患者さんの回診について，指導医の一人がその場その場で変化させて教えるスタイルをとっていることを話してくれました．まさにその日の状況次第ですと彼女は言っていました．

　「例えば，チームが初めて外傷性脳損傷の女性を担当したときは，その患者さんが固いベッドマットを使っていたので，マットレスの選択や寝返りのスケジュール，そして仙骨の褥瘡について話をしました．尿カテーテルが留置されている場合は，（a）カテーテル抜去のタイミングや（b）カテーテル関連尿路感染症について話そうかな，という感じです．このように，教育のタイミングは常に個々の患者さんの状況や病態の中で変化させて選択しています.」

　しかし臨機応変的なやり方は，優れた指導医が病棟回診を行っている際の一側面に過ぎないかもしれません．実際には純粋に自然発生する教育はあまり多くありません．ほぼすべての指導医は，事前にカルテを熟読して患者さんたちの詳細を確認し，学生や研修医の思考過程で行き詰まりそうな点を事前に検討し，適切な文献を調べてチームと共有できるように，回診に望む準備を進めていたのです．これらのすべては回診が始まる前に行われていました（Box 6.1参照）．指導医たちは学ぶべきことや学習者が持っている知識レベルに基づいて，関連する指導のポイントや解説を事前に想起していました．このように，ほとんどの場合病棟回診時の即興的な洞察に基づいた教育（個別の患者さんの診療時に遭遇する出来事からインスピレーションを得るティーチング・ポイント）と，事前に計算している教訓やティーチング・ポイントを組み合わせていることがわかります．

　ある指導医が話してくれたことには

　「早く来て，すべての患者さんの情報を既に目を通しています．だからチームのメンバーが私に何を伝えてくるだろうか，そして私が彼らに何を教えるべきかが，すでに大体分かっているのです.」

　その指導医は常に一つのシンプルな一般的なティーチング・ポイントと，も

う一つ高いレベルのティーチング・ポイントを用意していました.
　具体例を挙げると,
　患者さんが皮下ヘパリンを使用しており,翌朝に手術が予定されています.
『ヘパリンは何時に停止すべきでしょうか?』と一般論を尋ねます.
　次により複雑で高度なテーマへと移り,

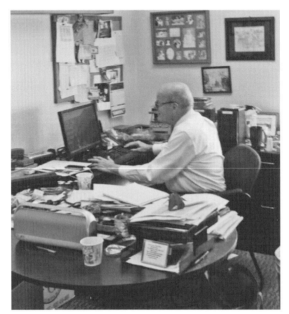

Box 6.1　担当患者のカルテに事前に目を通す指導医.

『さあ,皮下ロベノックス*について考えてみましょう』と言います.

---

* 抗凝固薬ロベノックス（エノキサパリン）

　あるアドリブが効く指導医を観察していたときには,医学生が担当患者についてプレゼンした後に下記のやり取りを行っていました.

医学生：「われわれは LR（乳酸リンゲル液）点滴を続けるべきでしょうか?」
指導医：「じゃあ,LR についての話題へ持っていきましょうか.（その指導医

は研修医側に向き直り）私の机の上に論文があります．LR を使用する是非についての賛否両論討論会を行いましょう！」

研修医：「私は LR の点滴を継続することを推奨しません．」

指導医：「でも，立場上は LR を擁護してくださいね．（彼女はチーム全体に向けて話します．）そして，みんなで病室を出たら，誰か私に発熱について教えてくださいね．」

　さて，このようなやり取りは一見単に思いつきで特に努力していないアドリブ指導の典型例のように見えました．しかし，実際にはその指導医は患者さんの病態から乳酸リンゲル液への言及することを用意しており，後でより詳細な議論を行うために，すでに医学文献からの証拠を伴って慎重に計画していたことが判明しました．

　指導医は特に，学び手の混乱や誤解を事前に見つけ出し，これらの教育のチャンスを最大限に活かすことを好んでいました．重要な概念を脳に刻み込むには，自分や他人が陥りやすいピットフォールほど良いものはありません．

　ある指導医は「大体担当患者の 70％くらいは，学生や研修医がつまずきやすい場所を予測することできる」と話してくれました．「患者の診療の他の10％については，最初は自分もつまずくし，病態的に何が起こっているのかを理解する努力が必要なんです．」と述べています．

　他の指導医はこうも付け加えます．

　「私は常に研修医よりも知っていて一歩先を歩いていますが，それを彼らに誇示することはありません．最初から研修医の学びのポイントを予測してから彼らが追いつくことができるスペースを与えるくらいが快適だと思っています．」

　18 人の指導医は，共通してそのような準備をしていたのです．

　私たちが以前に観察したある指導医の教育的な瞬間について，どのような背景であったかその指導医は話してくれました．彼は患者さんを診察して，研修医が作成したカルテに目を通していました．そして研修医が重要な症状を見落としていることを確信していました．

「この病室に入れば，私が読んだカルテ情報とは違う何が見つかるだろうと意識しながら，その病室に入りました」

と彼は心境を述べます．

　指導医の診察後は廊下で研修医と他のメンバーは，指導医の洞察と診察から新しい恩恵を受けることになります．

「(学生さんや研修医との判断の違いは) 自分がベッドサイドにて最大の注意を払うのに役立ちますね．そして患者さんとの診察を通して学んだことの多くは，他の先生がやっていることを見て学んだことがほとんどなのです」．

　実際，ロールモデルとなる医師が身体診察を行っている現場を観察することは大きな価値があるのですが，この内容については次の章で詳細を説明することにします．

■オーダーメイド指導と双方向性のフィードバックについて

　18 人の指導医はベッドサイド回診，カルテ回診，教育セッションなどの方法を適時用いて，個々のチームメンバーのさまざまな需要に供給を合わせて指導することを努めていましたが，それは簡単なことではありません．医学生，初期・後期レジデントは，医学教育レベルや経験が全く異なる段階にありますし，例え同じレベルの学習者であったとしても個人によっては学習スタイル，専門への興味，その人の背景や洗練された特技を持っていたり，と全く異なります．

　ある元学習者は，自分の指導医は「学習者のレベルに応じて教えていた」と言い，次のような段階的な複雑さの例を挙げて説明しました．

「先生は肝臓の機能が良くない場合の検査値の異常について話し始めました．だけどこれは，学生が関心を持っている専門領域に関わらず，誰にとっても実用的な情報です．その後，先生は私たちの担当する患者さんの肝硬変の病態や，それをどのように管理するかの詳細について段階的に学生を引き込んでいきました．」

しかし，チーム内には教育レベルの違いがあるため，時には一部の学習者が説明した内容を理解できないときが常に起こり得ます．18人の指導医たちは優れた診断医でもあり，患者さんや学生や研修医に対する注意を慎重に研ぎ澄ましていました．指導医の一人が鋭い観察力で「無表情（blank look）」と表現した学習者の状態を見つけます．その指導医は言葉を通じて自分の臨床的思考プロセスの進化と推論を明確にするという重要な考え方をここで強調しています．

「できるだけ大きな声で自分の思考プロセスを話すようにしています．なぜなら，私たち指導医は時々A地点からC地点へと途中のB地点を飛ばし説明してしまう癖があるからです．」

その学びの段階の飛躍は，学習者にポカンとした無表情な顔をさせる原因になるわけです．

「そのようなことが学生や研修医に起こったと判断したとき，私はそれをそのままにしておき，後で学習者のところに戻ります．そして，彼らが「なるほど，理解した！」と言うまで，もう一度その内容を一緒にやり直します．次の患者さんに応用するために必要な知識について，学ぶ側に大きな空白を残させてはいけません．」

優れた指導医たちは学生や研修医が呈する無表情な状態に気づいたら，彼らは質問を言い換えたり，問題に対して別の角度からアプローチしたりして，学習者がつまずいている点が解消するまでその点をしっかりと押さえていました．

指導医たちは，1対1で話すことを通じて，学習者に特に最大限の注意を払っていました．その際，学習者は，話に登っている臨床面での考え方について，疑問や不明な点があれば共有することができます．実際，ローテーションの最初に，学生や研修医がそれぞれもっと学びたい項目や不明な点を書き留め，後で指導医と話し合うという作業を勧める指導医もいました．これらの指導医たちは，伝えたい内容を明確にして，学習者にフィードバックを与えるだけでなく，1対1のミーティングを利用して，学習者からのフィードバックをも求め，

自分自身の指導方法を改善するためのアイデアを得ていました.

とある指導医は次のように述べています.

「私も毎日少しでも成長するように努力していると彼らには伝えています. ですから, 何を変えれば皆がより良く学べるか, 私にできることは何か？と聞きます. あるときシニアレジデントから初期研修医に対して厳しすぎるのではと言われましたが, それはそれでいいんです！新しく研修医を育てる方法を考えて見つけだしましたから.」

また, ある指導医は, 自分のチームの医学生に対して珍しい指導をしていました. 彼は学生が電子カルテに入力したカルテを印刷させて添削していました.

「カルテの添削はちょっとした楽しみでね, 赤ペンを取り出して, 僕はしかめっ面をしながら彼らのH&P（病歴と診察）にチェックをつけて, 訂正するように話すんですよ.」

カルテの添削には一つあたり10分程度もかかり, 指導医の労力的には負担になるとは思いますが, 学生や研修医にとっていかに価値があるかをその指導医は知っていました.

「もし, それを誰かが私のためにやってくれていたら…, 私はもっと良い医師になっていたと思うのですね. だって, 私は学生の頃, カルテの書き方も全くわかりませんでしたから.」

指導医たちは学生や研修医の病室での患者さんとのやり取りや, 出来事について, 詳細で価値が高いフィードバックを提供しようと多大な努力を払っていました. 具体的かつ測定可能で, 実行可能なフィードバックを提供するために, ある指導医は注意深くメモを取ることで, 研修医の詳細な振る舞いや出来事を捕らえていました.

特に注目すべき事例としては, ある指導医はベッドサイド回診が終わった後に, チームの後期研修医に対して毎日電子メールでフィードバックを提供していました. 少し見せてもらうと次のようにフィードバックを行っていました.

「あのとき，先生がこの質問をしたことで，少し気まずい雰囲気になりましたね．もしあなたが最初にこっちの人に聞いていたら，もっとスムーズなやりとりができたかもしれませんね.」

「あの部屋にいる時間が少し長すぎたかもしれないですね．またベッドサイドにいるとき看護師さんを疎外してしまっていたように感じます.」

そして，そのシニアレジデントはその指導医のフィードバックに対して，次のように述べています．

「毎日回診が終わると，彼からメールが届き，午前中のラウンドのメモのPDF が送られてきます．自分がどのような発言をしたか，どのように伝えるべきだったか，自分の立ち位置はどうだったか，何が良かったか，改善点はさらにないかなど，本当に段階を追って書かれているんです．病棟回診での行動は無意識にやっていることが多く，自分では全く気づかないことが多いので，非常に助かっています.」

特徴的なティーチング・スタイル

病棟回診やカルテ回診では，18 人の指導医はそれぞれ独自のスタイルで指導に当たっていました（Box 6.2 参照）．ある指導医は，患者さんを診察した後，廊下で 5 分程度のミニレクチャーをしていました．その理由は，その話題が患者さんの主な関心事にピッタリであり，文脈がとても新鮮だからです．また他の指導医は，カルテ回診での教育セッションを好む傾向がありました．しかし，優れた指導医たちに共通していたことは，いわゆる何十もの教育コンテンツを頭の中に即座に展開できるように準備されていました（例：低ナトリウム血症へのアプローチのような特定の病気や所見を扱う短い講義）．このような教育コンテンツをいつでも引き出せるようにしておくことで，指導医はレクチャーの長さを場所に応じて必要に応じて変えることができます．通常ベッドサイド回診では短く，カルテ回診や時間が取られた教育セッションでは長くなります．

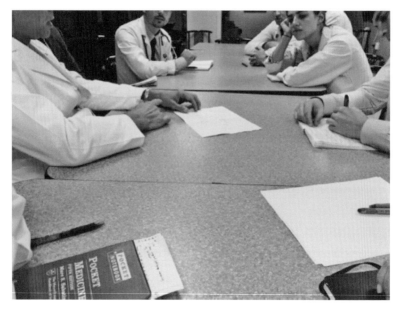

Box 6.2　チームと一緒にカルテ回診

　現在の学習者・以前の学習者を問わず，彼らの指導医達は価値の高い (high-yield) な講義を行っていたと口を揃えて述べていました．現在の学習者は自分の指導医について語りました．

「先生は本当に全体像を理解されていて … 私たちがどこのレベルにいるのかも．先生はわずか 15 分で膨大なトピック全体を教えることができ，結局のところ，私たちは 3 時間教科書を読んで勉強した場合よりもより良い理解をしているかもしれません．そのような驚くようなことが，今週既に何度もありました．」

　またベッドサイド回診やカルテ回診でのプレゼンテーションに加えて，指導医の中には週に一度か二度，自分のチームの医学生を集めて，学習レベルに合わせた短い講義を行う人もいます．通常は 10 分以上にはなりませんでした (Box 6.3 参照)．

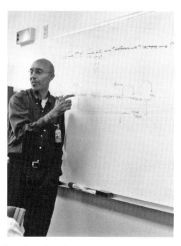

Box 6.3 回診の後に短時間でのティーチング・セッション.

ある元学生の証言です.

「そのレクチャーで,私が先生から学んだことの一つです.今では私も同じように大動脈狭窄症から,中心静脈カテーテル関連血流感染まで,同じクリニカルパールの話を若手にするようになりました.」

18人の指導医たちは皆,将来の専門分野の知識を広げたいと考える学習者の関心を超えて,レクチャーに興味を持たせる方法を探求していました.彼らはしばしば冗談や時事ネタを使いながら内容をより関連性のあるものへと深め,その議論の内容を聴き手の記憶に定着させるように配慮していました.

研修医:「DVT(深部静脈血栓症)を疑って,エコーを取ろうと思っています.(原注:下肢静脈に血栓が出来た場合に,卵円孔開存があると奇異性塞栓症を起こすことを心配していました)」
指導医:「それは完璧だと思います.診断の面で,もし結果が陰性だったとしましょう.」
研修医:「完全には自信がないですが…」
指導医:「陰性の解釈をどうするか?それは論争がありますね.意見は絶えず変わると思います.ところで,アメリカンフットボールは好きですか?」

そのとき，指導医はポケットから複数の記事のコピーを取り出し，みんなに見せました．それは，2005年のプロボウルに出場した直後に脳卒中を発症したニューイングランド・ペイトリオッツのディフェンススターである Tedy Bruschi についてのものでした．彼は開存孔膜を持っており，部分的に麻痺しました．8か月のリハビリテーションの後，彼はフィールドに戻りました．米国民ならば誰しも知っている話題でした.

指導医：「この記事を見てどう思います？心房細動の観点からは，それを原因として除外しても良いと感じますか？」
研修医：「そうですね，除外できると思います.」
指導医：「なるほどそれでは，こちらがもう一つの [重要な] 記事です．この論文は私の臨床判断を変える内容でした．この記事を読んだ後には，私は 30 日間のイベントモニターをする方が正しいと確信しました.」

そしてその指導医は 2014 年の NEJM の論文を皆に配りました．その記事では，標準的な短期間の心電図（ECG）モニタリングと比較して，30 日間の非侵襲的な移動型心電図モニタリングが心房細動の検出を 5 倍に改善したことが分かりました．カルテ回診時に論文のコピーを持参することで，チームが論文を通して学ぶことができますし，同時に指導医として常に研究を実践に取り入れているという姿勢を示すこともできます.

18 人の指導医たちは，追加の文献を提供したり指示したりするさまざまなツール持っていました．現役の学習者は自分の指導医がそれをどのように行っているかを説明しました.

「たとえば抗生物質のカバー領域などについて話していて，回診中に疑問が出てきた場合には，先生はその場で直ちにコンピュータに入っていって情報を引っ張り出してきて，われわれに見せてくれます．または，回診の直後に私たちに論文を転送してくれます．エビデンスに沿った医学が好きなら，それを見ることができるのはとてもいいですね．そして，その指導医の先生はその資料を送ったことを決して忘れません.同じ問題が次に臨床現場で現れた時には『あのガイドライン読んだ？』って聞いてくれるのです」

別の指導医は，最近の若い学習者たちはより小さな情報量での学習方法に頼りがちであることを認識して適応させていました．冗談を言った言葉が最もよく現在の姿を表しているかもしれません．

「現代の若い学習者とのコミュニケーション方法はもう少し異なっていて，今でいうメールという手段は，昔で言う伝書鳩のようなものです．今の時代はショートメッセージのテキストを送るか，ツイートするか，そのような感じのツールで何かしなければなりません」

現代では視覚的診断として代表的な画像診断や聴診の所見さえもスマートフォンのような技術を介して示すことができます（Box 6.4 参照）．またある指導医は，回診で発生する臨床的な質問を議論するために，グループチャットを使用するなど，メールなどの非リアルタイムのコミュニケーションを用いた学習を好む学習者との好みを認識して使い分けています．さらに他の人は，様々な学習スタイルと媒体を上手に活用し，学生や研修医にポッドキャスト，ビデオ，X(訳者注：旧ツイッター；いわゆる長文のツイート，臨床の問題を説明したり質問に答えたりする長いツイートのスレッドは，医学教育コミュニティ内で米国では人気があります）を用いたりさえしていました．

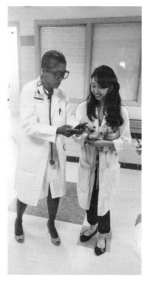

Box 6.4　回診時にスマートフォンを使って画像を提示する指導医．

18 人の指導医たちは，一般的な医学教育では取り上げられにくいテーマにも注意を払っていました．例えば診療報酬と病名コーディング，医療者のコミュニケーションスキル，様々な医療制度とシステム，患者安全，医療倫理に関する講義などがそれです．

追跡インタビューをしたある指導医は，信頼できると彼女が判断した老健施設のリストをチーム見ながら次のように述べています．

「一方で研修医のトレーニングといえば，どの研修プログラムも，レジデントが指導医になるための移行を本当にうまく準備できているとは思わないわね.」

さて，この章を締めくくるにあたり，指導医たちが使用していた教育アイデアやテクニックをリストアップして紹介しておきます．ぜひ参考にしてください.

- 指導医にとって体に染み込ませた暗記系の教育コンテンツは，医学教育者の主な道具セットです．これらは年月をかけて開発され，ブラッシュアップされてきたものでしたが指導医によっては学生や研修医とその内容を共有していました．ある指導医は，「それらをどのように扱っても良いよ，もちろん無視しても，変更しても，自分のニーズに合わせて応用してもらってもね」と伝えていました.
- 「学生や研修医は，自分たちを教えてくれている人が賢いであろうことを好む傾向があるとずっと思ってきました．だから，月の最初の数回のセッションでは圧倒的な医学知識を披露して少しだけ驚かせようとしています．今は驚異的なレベルに感じたとしても，それが彼らの辿り着く未来の一部であることを学習者に見せているのです.」
- 「チームが検査をオーダーするときに結果が陽性であるという前提があると思います．検査をする際には常に，もし陰性だったらと仮定することで，どちらであっても次のステップに進めます．もしそう心構えを持たないと陰性であった場合，みんなでその場所に佇んでしまうことになります.」指導医によってはこの考え方を「予測医学 (anticipatory medicine)」と呼んでいる人もいますが，これはチームが多くの患者の検査結果に対して可

能な限り準備することを助けます．これは複数の指導医で同様に確認され
ました．例えば，ある指導医は「スキャンが陰性で返ってきた場合，どう
するかを考えてほしい」と研修医に伝えていましたし，別の指導医は教育
ポイントを伝えるために架空のシナリオで示していました．

- 一般的には指導医の間で，そして私たちが調査した 18 人にとっても，人
気のある教育方法は語呂合わせです．これは，手の骨の名前や，病気の症
状など，医学的な知識のグループを表す単語であることが多いです．例え
ば，急性透析の適応を思い出すための古典的な語呂合わせは「A-E-I-O-U」
で，これは酸アシドーシス (Acidosis)，電解質異常 (Electrolyte
disturbance)，中毒 (Intoxication)，容量過多 (volume Overload)，尿
毒症 (Uremia) を意味します．

- ある指導医はホワイトボードを持ち歩き，ラウンド中の検査値をメモした
り，カルテ回診の講義やベッドサイドでの話の間に体の部位をスケッチし
たりするために使用していました．彼に学ぶ現在の学習者はその指導医の
スケッチをスクリーン上の PowerPoint で見ることと比較して，「いつで
も視覚的にフォローしやすく，集中しやすく，何を教えられているかがわ
かります」と評していました（他の指導医は同じ効果を得るために暗記内
容が書かれたフラッシュカードのようなものを使用していました）．

- ある指導医は「世界一周」と呼ばれるゲームを行っていました．複数の正
解があるような問題がある場合，彼はチームメンバーの一人一人に答えを
一つずつ出すように頼み，まず医学生から回答をお願いしていました．「わ
からない，パス」と言うことが許されますし，非難もされません．「指導医
である私も参加しなければなりません．二度目に私のところに回ってくる
と，いや本当に難しいんですよ．」そのチームは，このゲームを使って，血
中の悪性腫瘍が原因となる高カルシウム血症の鑑別を復習していました．

さて以上になりますが，ある学生のインタビューでの発言が，この章で私た
ちが述べてきたことの多くを次のように要約してくれています．

「最も重要なことは，定時に時間通りに帰ることでも，学生の誰よりも知っ
ていることを誇示することでもなくて，ベッドサイドで患者さんと一緒にいて，
患者さんとそのご家族をケアすることだと気づいたのです．それが，自分たち

がここにいる理由であり，医師であるという理由なのだと思います.」

　次の章では，臨床教育のもう一つの重要な側面である，優れた指導医が持つ思考過程と，それらをどのように学生や研修医に応用して共有するかについて考えていきます．特に，ソクラテス式問答法と，考え直す価値 (second thoughts) について検討します．

▌Main Points

1. 優れた指導医たちはベッドサイド教育（ないし病室のすぐ外で行う指導）を臨床教育の中心として据えていた．その理由は，臨床は患者自身から学ぶことが一番だと考えているからであり，身体診察や病歴聴取の方法を組み合わせ，適切なティーチング・ポイントを提示していた．
2. 指導医たちは目の前の患者から学んだ医学的知見は未来の同じような症例に応用できるように教えていた．そうすることで，教えられた内容が積み重なって，強固な知識の土壌ができる．
3. 指導医たちはチーム全体に対して教えるだけではなく，個人レベルでのあらゆる指導にも意識を向けていた．チームメンバーのそれぞれの学習到達度が異なることを認識し，あらゆるレベルの学習者に知識の差が生じないように努めていた．

■ さらに学びたい方へ

Peters M, Ten Cate O. Bedside teaching in medical education: A literature review. Perspect Med Educ. 2014;3:76-88.

　この文献は医学教育におけるベッドサイド教育に関するレビュー論文です．ベッドサイド教育は，かつては臨床スキルを教える主な方法でしたが，近年ではその頻度は減少しているとされます．そこで著者らは，臨床スキルを教育するためのベッドサイド教育の役割と，その長所を明らかにし，減少した理由を深掘りすることを目的にまとめています．その結果，研修医も患者もベッドサイド教育に価値を感じていることがわかりました．しかし患者の入院在院日数

が短縮される外的要因があること，また診断が検査や画像技術に依存するようになってきた為にベッドサイドでの指導は減少傾向にあるとしています．

Irby DM. Three exemplary models of case-based teaching. Acad Med. 1994;69:947-53.

　この論文の中で著者は，教育回診をうまく構築する３つの方法，(1) 症例ベッドサイド教育，(2) 症例レクチャー教育，(3) 症例反復による教育，を用いて述べています．これら３つの教育モデルには，「症例に基づいた指導」「学習者を教育のプロセスに積極的に参加させる」「プロフェッショナルな思考と行動のモデル」「方向性の提示とフィードバックの提供」「共に学ぶ環境の構築」という５つの共通点があります．これらの５つの特徴を教育プロセスに取り入れることで，学習プロセスを促進することができると力説しています．

McMahon GT, Marina O, Kritek PA, Katz JT. Effect of a physical examination teaching program on the behavior of medical residents. J Gen Intern Med. 2005;20:710-4.

　身体診察は診断を決定する上で重要な要素ですが，その使用割合は減少しています．そこで，本研究では研修医を対象とした一連の教育ワークショップを実施し，このようなプログラムによって研修医の身体診察の使用率を高めることができるかどうかについて検討しています．プログラム終了後，回診中に身体診察のパフォーマンスに顕著な改善が見られ，研修医は診察スキルが向上し，そのスキルを教える能力もまた向上したという報告です．

Ramani S. Twelve tips for excellent physical examination teaching. Med Teach. 2008;30:851-6.

　この論文で筆者は身体診察の指導における重要な課題を論述し，質の高い身体診察の指導方法を推進するために，教育機関や指導者が使える 12 の実践的な戦略を提示しています．また患者と医師の関係性に関連する身体診察の重要性と，臨床診断プロセスにおけるその役割について説明しています．

7 考え方を考える
How to Think About Thinking

"思考は花，言葉は芽，行動はその後ろに実を残す."
Thought is the blossom; language the bud; action the fruit behind it.

Ralph Waldo Emerson *

---

* 編集部注：ラルフ・エマソン：1803 − 1882　米国の思想家，哲学者，
　作家，詩人，エッセイスト，無教会主義の先導者.

　現役の学習者はある指導医について次のように表現しています.

　「不思議です．どうやっているのかわからない．先生は，明らかには教えて
いないのにいつの間にか教えてくれているのです」

　多くの学習者が臨床実習を開始するまで，教科書や資料を読んだり，ディス
カッションを通して必要な情報を全て提供してくれる教員と何年も過ごしま
す．学生たちは試験のために，授業を聞いて，読んで，暗記することを期待さ
れています.
　しかし，今回調査した 18 人の優れた指導医達は，共通してまったく異なる
教育スタイルを用いていました．彼らの教育戦略は，受動的ではなく能動的で
した，権威主義ではなく協調的でした.
　ある指導医に対して元教え子の医師は

　「指導というよりは，対話のようなものでした．答えを教えるのではなく,
問題を解決するために考えさせてくれました」と述べています.

　臨床教育現場におけるチームでは，指導医を含む上級医・後期研修医などの
シニアメンバーが実際の患者さんのケアや学習者の進捗状況を確認しながら,
ジュニアメンバーの学びや実務経験を監督しています．また指導医は担当患者

の疾患について単純に記憶を呼び起こさせるだけでなく，より高度な臨床上の疑問へと学習者を導くために，学びの機会はないかと教育的なチャンスを探しているものです．その目的の主とするところは，診療に不可欠な臨床推論の直感的要素 (System1) と分析的要素 (System2)＊との両方を学習者が身につけられるようにすることだともいえます．

＊ 訳者注：昨今の認知脳科学の研究によってこれまで言語化が難しかった医師の推論過程が注目されるようになってきました．その主軸となったのが Dual process model と呼ばれる思考方法で 2002 年にダニエル・カーネマンが応用してノーベル経済学賞の受賞に結びついた認知心理科学的（Thinking, Fast and Slow）の考え方が臨床推論に波及したものになります．診断の思考プロセスは System 1 ＝直観（感）的思考（Intuitive process）と System 2 ＝分析的思考（Analytical process）が相補的かつ必要に応じて意識的，無意識に切り替えられながら行われていると考えられています．　優れた臨床医はこの System 1 と System 2 の思考方法を状況や病態に応じてもちいていることが明らかになってきています．

この章では，18 人の指導医がどのようにこの教育面での課題に取り組んでいるか，つまり彼らがどのように"考えること"について考えており，教えることなく教えているのかについて述べていきます．臨床推論力を育む上で効果的な質問が果たす役割と，指導医がどのように質問を展開し，問いかけ，自らの思考プロセスを学習者と共有し，チームメンバー全員に生涯学習へのモチベーションを植え付けているかを探っていきます．

▌臨床推論について

臨床推論とは，医師が患者の状態を正しく診断し，適切な治療法へ誘導するために使用する一連の臨床スキルのことを指しますが，大きく分けて 2 つの要素があります．一つは，膨大な数の患者を診療し，同じく膨大な量の研究文献や臨床資料を読む中で得た情報を，脳に蓄積し，統合して応用する能力です．これにより，医師は臨床データのパターンを認識できるようになり，時にはほ

とんど反射的に診断ができるようになります．このプロセスは一種の認知的ヒューリスティックまたは思考のショートカットという名前で知られており，迅速かつ直感的な判断であり，非分析的です．もう一つの医師の臨床推論における主要な要素は，理路整然と説明できる分析的な思考になります．医師は，病歴や身体診察を含むすべての情報を丹念に調べあげ，吟味し，事後確率を見積り，次のステップへと頭の中でつなげています．我々医師が頭の中に描く仮説は，鑑別診断とマネージメントの計画に対して作成されますが，実はこれらは検証に検証を重ねられているのです．

　上記の２つの要素は全く異なるものですが，臨床推論においてこの２種類の思考方法は補完的に機能しているとされます．ほとんどの場合，直感的思考と分析的思考の両方が複雑に絡み合って，最終的な意思決定に関与しているわけです．しかし，直感的思考であるヒューリスティックには注意が必要で，直感的診断へ安易に飛びついてしまうことで診断エラーにつながることが研究で示されています [1]．

　臨床教育では，往々にして臨床推論における分析的思考が用いられることが多いです．学生や研修医は日常的に患者さんを診察し，そこから考えられる鑑別診断について検討しています．しかし今回私たちが分析した 18 人の指導医達は，臨床における直感的判断も医学教育で重要であることを認めていました [2]．

　ある指導医は次のように述べています．

「初期研修医，後期研修医からレジデントになったくらいの時 (訳者注：米国ではインターンからレジデント) に，その患者が本当に病気かそうでないかを判断する感覚的な能力が身についてきます．その頃には病気であったり，病気でないような幅広い病態や患者層を診ていますし，何千もの医学情報を処理してきます．そうやって，「あれ，この患者さんは何か違うぞ」と感じるようになりますし，救急としてラピッド・レスポンスチームを呼ぶべきかどうか決めるときは，直感的に自分を信じるしかないのです．」

　またある指導医は患者さんについて考える際には自分自身に問いかけるような質問を使って教えていると言っています．それは現場で推奨されている標準的な治療や方針すら疑うような質問です．

「なぜそのような疑問や質問が生まれるかについてはわかりません．時には
それは単なる直感だと思います．あれ？これは奇妙だな．なぜだろう？という
ような」

効果的な質問を行うということは指導医の数ある武器の中で最強なツールだ
と言えます．

教えるべきことは優れた質問から生まれる

自分自身またはチームメンバーに対して投げかけるような疑問や質問という
のは学ぶ機会を明らかにし，教育の基盤を形成するものです．学習者の理解度
を探り，思考プロセスをうまく導くためには，意図的かつ慎重に作られた質問
が不可欠です．

ある教え子は次のように語っています．

「先生から質問が私に対して来た場合，その質問には理由がありました．先
生が私に質問を投げかけてきたとしても，その答えがわからないような状況に
追い込もうとしているようには全く感じないんです．私の知識をさらに開拓し
ようとしているのだと感じました．それに，その質問はその時に診ている患者
さんに関連するものでしたので，まったくいきなり質問攻めというわけではあ
りませんでした．」

指導医が行う質問にはもう一つ目的があります．それは，学習者がより学び
やすくするために本人には適度に少しだけ不安になってもらうことです．"適
度に少しだけ"という事を強調していることに注意してください．先の章で述
べたように優れた指導医達は，学習者が不安や心配な気持ちを最小限に抑えら
れるように，学習者に支持的で競争的でないチーム環境を作るためにむしろ大
きな労力を払っていたことを今一度思い出しましょう[3]．指導医たちが共通し
て考えていることに，学びに対して満足してしまうことが学習の効果を弱める
ことを知っていますし，結果的に患者さんへの臨床アウトカムも下がることも
理解していました．指導医が学ぶことについてどのように考えて，実際に取り

組んでいるかについて理解する方法としては学習とストレスの関係を考えることが良いかもしれません (Box 7.1).

この逆U字型の関係は，不安や緊張が少なすぎたり，逆に大きすぎたりすると，良い学びが得られないことを示しています．優れた指導医が考えていることは，学習者に与える負荷とサポートとの適切なバランスを判断することで，学び手のモチベーションを上げ，圧倒されて不安な気持ちにさせることを避けることであったりします．

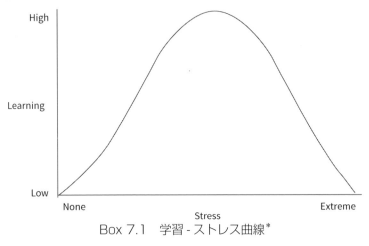

Box 7.1　学習 - ストレス曲線*

* 訳者注：著者である Sanjay Saint 先生は常に医学生や研修医の先生に適切に質問することで，心地の良い緊張感を生み出していました．ある日私が，質問するコツはなんですか？と相談したところ，サラッと目の前のホワイトボードにこの図を書いて説明してくださいました．そう，医師ならば誰しも医学生の頃に生理学の授業で習ったフランクスターリンの法則です．心臓は心室の前負荷が増加すると心室の繊維が伸び，拍出量が増加します．しかし，ある点を超えると，心室の収縮効率が低下し，心拍出量が減少します．「学生や研修医に行う質問は適度な前負荷がなければならないと思うよ」と教えてくれた一室の風景がこの章を読みながら思い出されました．

指導医達からの質問のほとんどは，学生や研修医が担当患者さんの診断と治療に関してどのような思考を経て結論に達したかについて尋ねるものでした．

時には，事実に基づいた記憶の断片について 1 回やり取りを行うだけでも十分でしょう

「どれくらいの量を投与しますか？」
「いつ薬を再開しますか？」

しかし多くの場合，指導医達は，自由形式の質問（Box 7.2 参照）を使って学習者の思考過程を深く尋ねていました．
指導医は学習者の学びを一連の質問を通じてうまく導きつつ，データの解釈，診断，治療計画の決定，予期せぬ事態が発生した場合や計画がうまく行かなかった場合の対処法までも行っています．この実際の診療の流れを通じて，指導医は患者さんの状態に対する学生や研修医の理解度を探索することを目的としています．その探求の中で，優れた 18 人の指導医達は学習者を学習における快適ゾーンの外へと連れ出し，あらゆる想定される結果に備えるよう促すために what-if シナリオ（もし〜だったらどうする？的なシナリオ）を中心とした質問を頻繁に使用していました．これは医学教育の領域で「予測医学」*として知られています．診断のための検査は往々にしてそれらが陽性になり診断の妥当性を支持することを期待してオーダーされますし，薬物投与を含む治療はやはりそれらの行為が苦痛の軽減や状態の改善という望ましい結果をもたらすと想定してオーダーされます．この what-if の質問は，学習者に対して，期待と外れて結果は陰性だったり，治療に反応しなかったりすることが患者さんへの心情にどのような影響を与えるかを考慮することも要求します．ある元教え子は次のように述べています．
「その先生はウェイン・グレツキー**の有名な言葉である「パックが行くであろう場所に居る」ことと「パックがある場所へ向かって滑る」を対比して話します．先生が私たちに教えてくれた多くのことは，変化や物事を予測するという作業についてです．だから回診の時には彼は常に『これが起こるかもしれないので，これに備えようか』と言っていました．」

＊　訳者注：予測医学 (anticipatory medicine) という言葉は日本ではあまり使われていない単語ですが，将来発生する可能性のある健康上の問題を予測し，それに先手を打って対策を講じる医学のアプローチになります．こ

の方法は，患者さんが将来遭遇するかもしれない病気や合併症を未然に防ぐことを目的としています．臨床現場では，診断や治療計画を立てる際に患者さんが将来直面する可能性のあるシナリオを想定し，それに対する準備や計画を行うことも含まれています．このように予測医学は，反応的な医療から予防的な医療へとパラダイムシフトを促す新しい概念として用いられています．

**訳者注：ウェイン・グレツキーとは，カナダ出身の元プロアイスホッケー選手で史上最も偉大なアイスホッケー選手の一人と広く考えられています．彼は NHL（ナショナルホッケーリーグ）で活躍し，多くの記録を打ち立て，数々の賞を受賞しています．「パック」とは，アイスホッケーで使用されるディスク状の黒いゴム製の物体です．グレツキーが言及される際によく引用される「パックが行くであろう場所に滑る」というフレーズは，彼の先見の明とプレーにおける洞察力を象徴するもので，医療の世界でも単に現在の状況に反応するのではなく，次に何が起こるかを予測して行動することの重要性を示していると思います．

指導医がよく使う開放型の質問の例：

- 白血球数が高いのはどのように考えますか？
- 患者のクレアチンキナーゼが上昇したのはなぜだと思いますか？
- それを踏まえて，私たちはどうするべきだと思いますか？
- 患者の COPD（慢性閉塞性肺疾患）の重症度はどのように分類しますか？
- CA 19-9 検査の結果をどのように使用しますか？
- 急性腎障害に対する診断はどのようにしていますか？
- 彼女に低マグネシウム血症があるのはなぜだと思いますか？
- この腎疾患の患者において，κ／λ鎖比が上昇するのはなぜですか？
  （訳者注：多発性骨髄腫などの形質細胞腫瘍の場合遊離κ鎖もしくはλ鎖のどちらか一方が増加するため，κ／λ鎖比が大きく変化することを質問している）
- この用量を投与した後で改善が見られなかった場合，どうしますか？

Box7.2　指導医がよく使う開放型の質問の例

これらの指導医たちの質問には，架空のシナリオだけでなく，既存の診断や治療計画に代わる選択肢を提示するものも多く，学習者が患者に対する異なる考え方を模索する新たな試みを提起するものになります．架空の症例を用いて他の考え方を検討することは，将来一人前の医師として直面する場面を学生や研修医に我が事として考えさせることに役立ちます．このような質問をすることで学習者の思考を問い直しますし，学習者側は即座に自己省察と考え直す作業も必要となるので正解を探している時間などもありません．そのため，実際の臨床状況をシミュレーションする手段としては最高なのです．これらの架空のシナリオで議論をすることは，目の前にいる患者さんの経験を未来の患者さんへの対応へと繋げ，より複雑な問題に対して理解を促します．

指導医が使っていた単純ながら強力なテクニックは，学習者に対して思考過程をはっきり言うように求めることでした．

「不明熱の患者にどうアプローチしますか？」
「何を考えましたか？」

声に出して考えることや決定の理由を示すことは内省するための余地を与えます．そして指導医も自分の考えを言語化すると，診療のコミュニティや思考の共有が形を帯びます．

ある学習者はその要点を次のようにまとめています．

「まず，なぜ自分がそのアクションを取りたいのか実際考えていなければならなくて，そのあとでそれをすることが許されました．とくに覚えているのは，私がある患者に ACTH 負荷試験をしたかったときに，その検査をオーダーして自分で実行する前に，なぜその試験が必要なのかを説明できなければならないと伝えられました．そのようにして，彼は私に学習することに気を配ってくれたのです．」

前述したように我々が観察した学生や研修医達は医療現場における優先順位を再評価し，困難であった状況の後にこそ省察を行い，自分の考えがそれで良いか常に考えさせられていました．実際，チームのどのメンバーからも自らの判断をそれでいいのかと疑うように期待されていましたし，それは自分の考え

に自信が無いというわけではなく，自らを疑うということはむしろ肯定的な姿勢として指導医たちによって高く評価されていました．

　私たちの調査期間中に指導医たちが夜の勤務を終えた研修医に対して指導医は聞いていました．

　「昨夜を振り返ってみて，私たちは患者さんのためにもっと何ができたでしょうか？」

　もしくはそれに似た質問を頻繁にしていました．指導医達は学生や研修医に質問をしながら健全で実のある議論になるようにうまく誘導していたのです．
　調査の中である指導医は次のように述べています．

　「私たちが学生たちに自らの問う姿勢を促すことができれば，それは彼らの中に医学の学びの礎を築くことにつながります．私たちはそれを造っている」[4]．

　元学習者はその指導医について語った際には，

　「安易に先生の意見に従わずに，異なる意見を言うことができますし，強く反論することもできる雰囲気がありました．自分の考えを述べたり，異なる意見を持っていると伝えることができるのですよね」と述べていました．

　以下は，指導医がチームに次々と投げかけた会話の中での質問例で，まさに指導法の考え方を示しています：

指導医：「では，昨夜低体温＊になった患者さんには何が起こったか？皆さんの考えを教えてください．」
指導医：「例えば，当直中に低体温症の患者さんについて連絡を受けたとしたら，どう対応しますか？」

＊　訳者注：病棟で体温が低下した場合には，外気温が原因というよりは敗血症などの重篤な感染症に，低血糖，痙攣，脳卒中，薬物等を広く鑑別に想起する必要があることを示唆したい会話であると思われる．

指導医が時折使用する別のタイプの質問は，「非質問」＊＊や「確認のための質問」と呼ばれるものかもしれません．それは情報を引き出すというよりも，学習者に再考を促すことを目的としています．以下は，現役の学習者が振り返った具体例です．

＊＊訳者注：非質問；会話の中で形式的には質問の形をしているが，実際には質問ではなく，他の意図を持った発言を指すことが多く，この場合は教育を誘導する目的でとられた質問のこと．

学習者 1：「先生から『あの患者さんに CT 撮りました？』って聞かれるときがあります．その質問が来ると，自分の判断が正しかったのかについて疑問を持ってしまいます．それで自分の仕事を二重に確認するようになり，結果として患者さんについてもっと深く理解できるようになりますよね.」

学習者 2：「僕の場合は CT スキャンについて尋ねられたとき，先生はその検査が実施されていないことを知っていたと思うんです．でも，その質問があることで，『この患者に CT スキャンが本当は必要なのか？』と考えさせられました.」

学習者 1：「あれは彼なりの方法で，私たちに診断や検査がちゃんと完了しているか確認させる手段なんだと思います．彼が優しいやり方で『この患者に必要なことは全てやったのか？』と聞いているように感じました.」

時には，指導医が学習者に対して患者の情報のどの部分が重要なのかを自ら判断させるよう促すため，明確な質問さえ必要ない場合もあるようです．

医学生：「他の検査結果も共有したほうがいいですか？」
指導医：「君が重要だと思うなら教えてください.」

ソクラテス哲学の応用

　指導医が最もやりがいを感じ，かつ効果的であると考える質問法の一つが，古代ギリシャの哲学者ソクラテスが生み出した「ソクラテス問答」と呼ばれる問いかけの手法です．伝えられるところによると，ソクラテスは自身の教育技法を自身の母親が産婆として人々の出産を助けていたことと結びつけて，「新しい知識を学習者に生み出させるお産術」として捉えていたとされています[5]．

　私たちが調査した 18 人の指導医たちが実践していたソクラテス問答は，学習者の知識の多寡を測ることが目的ではありません．指導医はそれぞれの学習者が持つ強みや弱点を日常的に評価し，それをもとに改善を促します．いわば，患者を診断するのと同じように学習者を診断するわけです．指導医の質問が一つの考え方から別の考え方へと論理的に進む中で，学習者は指導医の問いに答えながら結論に至るまでの知的なつながりを体験します．このプロセスの目的は，学習者をより高次で豊かな理解のレベルへ導くことにあります．

　ある学習者はソクラテス問答について次のように語りました．

　「先生は私たちの知識がどこまであるのかを評価し，次に私たちの思考プロセスに入り込んで適切に導いてくれました．最初から高度すぎて答えられない質問はしてきません．その代わりに，基本的な質問から徐々に始め，情報の手がかりを残してくれるんです．そしてその間もずっと対話がつながっているので，会話を終えたときには，自分が正しい結論に到達できたという満足感を得られるんです．」

　以下は，日常診療におけるソクラテス問答を用いた教育の一例です．ある指導医が，心のう液貯留がある患者についてチームに質問を投げかけた場面の効果的な質問方法を例に要約してみました．
　「この患者の心のう液貯留についてどう考えますか？」
　「心のう液の最も危険な形態は何ですか？」
　「心タンポナーデを示唆する身体所見は何ですか？」
　「ベックの 3 徴について何を覚えていますか？」
　「奇脈をどのようにして測定しますか？」
　「患者が悪化する可能性のある血行動態についてどう考えますか？」

また，別の患者について行われたソクラテス問答を用いたオープンエンドの質問の例も示します：

■ 質問例：サリチル酸中毒と酸塩基平衡

指導医：「サリチル酸中毒の酸塩基異常について説明してください.」

医学生：「アシドーシスを引き起こします.」

指導医：「その通り！それは代謝性ですか，それとも呼吸性アシドーシスですか？」

　　　　（少し間をおいて）

指導医：「代謝性アシドーシスはサリチル酸中毒で唯一の酸塩基異常ですか？」

医学生：「いえ，実際には pH と重炭酸塩を確認し，呼吸性との混合異常がないか確かめなければなりません. このケースでは，患者は呼吸性アルカローシスもあります.」

指導医：「素晴らしい，よく理解できていますね. この次の論文を読んだとき，本当に腑に落ちました. 呼吸数を抑制する物質を摂取すると酸塩基平衡がわかりにくくなる…では，この考え方を以前の急性血液透析の適応に関する議論に結びつけて考えていきましょう…」

このように，ソクラテス問答の問いかけ方は単なる情報の確認にとどまらず，学習者が知識を深め，他の概念と関連づけて理解を広げるための強力な教育手法であることがわかります. この技法は，学習者が自らの考えを再構築し，新しい視点を得るための重要な役割を果たすことがわかります.

▌フレームワークと概念学習

指導医が常に強調していたのは，診療における細部ではなく学習者の思考過程でした. 学習者が診療に必要なすべての事実を記憶することは非現実的です. その代わりに，医師として日々の困難に対処できる思考方法を身につけることが求められます. この思考方法は，枠組みや図式，概念化のモデルという形で提供されることが多く，オンラインの記事でも広く紹介されています[6].

例えば，ある学習者は指導医について次のように話しています．

「彼は事実を単に教えるのではなく，発見の方法を教えてくれました．それは，問題にどうアプローチし，向き合うべきかという考え方・枠組みそのものです．」

このアプローチを通じて，学習者は患者の状態における重要な側面を統合し，「主に注目すべき点や重要な判断」を見分ける能力を学んでいきます．例えば指導医の一人は肺機能検査の解釈について次のように述べています：

「私は診断基準を暗記していません．自分の脳を何に使うべきかを決める必要があるからです．私はただ，考え方を教えたいのです．それを記憶することは求めていません．」

新しい研究成果や薬剤，治療法が次々と登場する医学で，医師はそれらを基盤となる知識として統合し続けなければなりません．そのため，医師には回診で学んだ枠組みを応用し，「考えることを考える能力」を維持することが求められます．
　ある学習者は，指導医の一人が伝えた言葉を次のように振り返っています．

「先生は『常に向上しなければならない．積極的に学び続けなければならない』とおっしゃっていました．そして，『ジャーナルを読むことだけを考えている』とも言いました．その言葉にはとても励まされました．彼は自分の成長に全力を注いでいて，何より自分の仕事を楽しんでいるのです．これが先生のような能力を持つ優れた医師になる方法だと感じました．」

優れた教育指導医は，医学文献について単に読むべき論文を指し示すだけではありませんでした．それ以上に，学習者に論文を批判的に分析する力を身につけさせようとしていました．論文の結果をそのまま受け入れるのではなく，論文自身やその著者に対して質問を投げかけるよう指導するのです．この方法により，学習者はより深い理解を得るだけでなく，能動的に論文の要点を理解するようになります．
　学術文献に記載されていない，臨床上の疑問が発生した場合には指導医は次

のように問いかけていました.

「この知識のギャップをどう埋めますか？」

　こうした問いに直面した学習者は，自分の仮説を検証するための研究に挑戦するようになります．このプロセスは，学習者が受動的な態度から主体的な問題解決能力を備えた医師へと成長する大きな助けになると言えます.

　指導医という存在は，ただ教えるだけでなく，時に意識的に無意識的に学習者にとって模範的なロールモデルとなるべき役割も担っています．次の章では，18人の指導医がどのようにその責任を果たしているかについて見ていきます．また医療における不確実性の原理，隠れたカリキュラム (hidden curriculum)，忍耐と我慢，死に向き合うことと医療における喜び (joy in medicine) など，さまざまな新しいトピックを取り上げています.

▌Main Points

1. 優れた指導医達は，高度なオープン・エンドクエスチョンを使用することは効果が高い教育手段だと考えている.
2. 質問は，学習者の思考プロセスをうまく導き，仮説上の疑問を利用して知識を深めたり，ソクラテス問答法を用いて批判的思考を育むなど複数の目的を兼ね揃えている.
3. 指導医の学習者に対する最終的なゴールは自身の意思決定プロセスについて批判的に考えることができる能力を身に付けさせることである.

■ さらに学びたい方へ

Tversky A, Kahneman D. Judgment under uncertainty: Heuristics and biases. Science 1974;185:1124-31.

　1974年の発表された古い論文ですが，著者は一般的に不確実な状況下で人が判断を下す方法を調べることで人間が持つバイアスを取り上げています. このような判断を可能にするヒューリスティック (Heuristics) は，時に必要

不可欠なものですが，意思決定において深刻な判断の誤りになることもあります．著者らは，3つの一般的なヒューリスティックを検証し，これらがもたらす可能性のある認知バイアス，すなわち代表性バイアス，利用可能性バイアス，アンカリングバイアスについて定義しています．代表性バイアスは，ステレオタイプにはまってしまったり，既知の経験から不適切に推定してしまうバイアスにつながる．利用可能性バイアスは，すぐに飛びついてしまいやすかったり，安易に想起してしまったり，錯覚的な相関など，いくつかの判断の誤りにつながる可能性があります．最後に，アンカリングバイアスが組み合わさることで，柔軟性に欠ける思考回路が生まれやすいとされます．アンカリングは，ある思考が始まった出発点に執着してしまうため，思考が固定化され調整することが難しくなります．同様に，アンカリングは個人的な主観に基づいて，臨床的な確率分布 (つまり検査前確率など) に偏りを生じさせる可能性が高いとされます．この論文の著者らは，ヒューリスティックを使用する事が私たちの診断推論を偏らせること，結果として患者の健康アウトカムにまで影響を与える可能性を，明確かつ説得力のある証拠を示しています．

Pichan C, Dhaliwal G, Cusick A, Saint S, Houchens N. Inadequate support. N Engl J Med 2021;385:938-44.

New England Journal of Medicine 誌に掲載された臨床推論ケースの論文です．読者に予想外の結論がもたらされた複雑な症例を紹介しています．71 歳の男性が，出血に関連した症状を訴えて救急外来を受診した．鑑別診断の結果，医師はこの患者の体調不良の原因をビタミン C の不足，すなわち壊血病であると判断しました．野菜や果物が豊富にあるアメリカでは珍しい病気ですが，患者の病歴をしっかり聞き，その原因を考える事がなければ，無視されてしまう疾患であるかもしれません．

Singh H, Connor DM, Dhaliwal G. Five strategies for clinicians to advance diagnostic excellence. BMJ 2022;376:e068044.

優秀な医師である証拠の一つに診断の卓越性 (diagnostic excellence) があります．これは意図的かつ持続的な努力を持ってこそ初めて得ることができる熟練のスキルです．米国内，また WHO の報告によれば，診断エラーを測定し，減らすことは患者安全上の最重要事項であるとされています．診断とい

う作業は，システム要因から社会的要因などを含む診断精度を向上させたり低下させたりする多くの影響を受ける複雑なプロセスとされています．著者らは，医師は日常業務の一環として診断精度のフィードバックを受ける有用性を述べています．医師がバイアスを軽減するための対策を講じるべき重要な領域は，人種，民族，性別や，その他の特手用的な原因に関連するものでした．このようなバイアスは時に臨床医が持つ価値観とも相反することがあるため，診断の正確性を損なう可能性が指摘されています．医師は，他の医療職，患者，家族からの医学情報を加えることができれば，診断プロセスのあらゆる側面をそれでよいかと再考することができるようになります．この論文では，臨床医の診断能力を向上させるための5つの戦略を紹介しています．その5つとは，(1)診断の決定に対するフィードバックを求めること，(2)診断スキルをテストすることで定期的に自分の診断能力を試すこと，(3)誤った最終診断を避けるために自らの認知バイアスの傾向性を考えること，(4)できるだけ多くの医療スタッフの声を取り入れて診断をチームで行うこと，(5)診断に対して常に疑い深く，結論を支持または反論するデータを求めることで批判的思考力を養うことです．この論文は，診断スキルを維持・向上させるための事例やリソースを数多く含んでおり，診断能力を向上させたい方の読み始めるべき論文として最適です．

Detsky AS. Learning the art and science of diagnosis. JAMA 2022;327:1759-60.

　診断とは，単に科学とエビデンスに基づくスキルではなく，時にその臨床的判断の間にある境界線は非常に曖昧でグレーであり，だからこそ芸術的であると著者は力説しています．すべての診断は，画像検査，電子カルテ，患者からの検査情報など，さまざまな形態データを収集することから始まりますが，医師にとって重要なのは多くの所見のうちから，一体どれが診断に役立つかという重みづけの判断です．医師はベイズ理論的な思考を用いて診断に対する思考を繰り返し行います．関連するデータから自らの中の既知の疾患像と比較する一方，診断の可能性を絞り込むのに役立つ新しい情報を手に入れることもあります．しかし，疾患というのは様々な表現形で現れるため，特徴的な所見や症状のリストアップのみでは十分でない場合も多いです．情報を手に入れるためのコミュニケーションの方法は，リアルタイムでやり取りする方法（人と人と

の直接のコミュニケーション)，非リアルタイムな方法（電子メールや電子カルテのメモなど）がありますが，緊急性や結果について微妙な判断となる場合などの必要性に応じて，いずれかの必要な方法を用いると良いと思います．テクノロジーは部分的あるいは新しい解決策を提供し続けることになると思いますが，最終的に診断は医師が行う必要があることは変わらないかもしれません．

8 ロールモデル Role Models

"ロールモデルであることは，実際の自分であることと，人々が望む自分であることを等しくして人々の期待に応えることです."
Being a role model is equal parts being who you actually are and what people hope you will be.

Meryl Streep [*]

---

[*] 編集部注：メリル・ストリープ（1949- ）：米国の女優．更新不可能と言われたキャサリン・ヘプバーンの持つアカデミー賞ノミネート回数の記録を 23 年ぶりに塗り替える等，数々の賞を受賞.

良くも悪くも指導医は学習者のロールモデルになります．ある研究で，米国の医学校の卒業生の 90％が在学中 1 人かそれ以上のロールモデルがいることを挙げ，学生の 63％がロールモデルからの進路への助言や相談を受けていました [1]．私たちがインタビューし観察した 18 人の指導医は大きな影響を持つロールモデルとしての側面を持っていました．彼らは自らの医師，教育者そして人間としての行動や振る舞いが，後続の学習者たちに吸収され，引き継がれることを理解していました．この重要な責任を考慮することで，優れた指導医達は高い基準を保ち自分の行為を常に観察して，個人レベルでは専門家としての基準を維持することに尽力していました.

学習者が進路を選ぶ際，指導医の影響を受けることは少なくありません．ある元医学生は，自身がホスピタリストを目指すきっかけとなった指導医について次のように語っています.

「私は彼女から，病棟というセッティングで，人々や組織とどのように関わり，たくさんの人たちといかに上手に働くかを学びました．彼女は私のロールモデルでした.」

これまでの章では 18 人の優れた教育指導医たちがどのように学習者をサ

ポートしたか，チームを基盤とした教育環境を作ったか，さらには彼らの教育技法について述べてきました．本章では，優れた指導医の個人的な質やその影響力，さらにその努力の過程で障壁となる特殊な課題について述べていきます．指導医たちが目指す究極のゴールは，患者の治療やその周囲において学習者に模範的な行動を示し続けることです．この究極のゴールについては，本書の後半にある「患者の治療と関わり」に関する章で詳しく述べることとします．

▌勤勉さと自制心*に基づく献身性

　指導医たちは自分のチームメンバーに，そして自分自身に大いに期待しています．

　「私は完全主義者で，自分自身に高度な基準を持っています」とある指導医は言っていました．
　「けれどもそれぞれの学生を個人として考え，彼らが最上位になれるのを助けるのが本当に重要だと思います．必ずしも私の基準に合わなくても.」
　ある指導医に，心の底からわかるほど一生懸命働いてはいないと直接指摘されてしまったことがある学習者でさえ，その指導医が彼らを守りながら「良い点を引き出そうと」していたと発言していました．

＊ 訳者注：Self-Discipline；自制心という言葉だけでなく，自ら厳しく鍛錬を行い成長していくことができるという意味で使われているために文中の言葉の使用を調整しています．

　何度も述べていますが，優れた指導医たちは権威ある管理者というよりは，学習者と一緒に働くチームメンバーのように見えました．チームの最前線でも後方支援としても彼らはどこでも勤勉に動いていました．ある指導医の元教え子は次のように言っています．

　「本当に先生はチームの誰よりも一生懸命働いていました．そのため，将来自分もこんな風に働きたいと思うような基準が本当にできてしまうのです.」

もう一人の学習者が指導医の貢献の仕方を述べていたのを紹介します.

「彼は学生, レジデント, そして患者に対してできる限り雰囲気が良く, いつも冷静でしたが, その陰では誰よりも働いていて, 患者, 私たちだけでなく, 薬剤の服用状況すらも細かく確認していました. 起こることすべてに, 回診のとき注意深くアプローチしていました. 実際は大変な状況でも,『これは簡単だ, みんな楽しもう』という感じで話してくれました. 雰囲気がフランクだったので, 皆が彼を好きになり, 先生が何かをしている間は皆が彼からよく学びました」

医師であり, 教育者であり, そしてロールモデルとしての膨大な仕事を維持することは, 自分に厳しいという自制心そのものでした. それは昼も夜も関係なく続いていました. ある学習者は, 次のように誉めつつも不思議がっていました.

「私の指導医は毎朝4時に起きてジャーナルを読みます. その先生の姿勢を見ると, 自分に厳しくできる自制心という言葉を思い起こします.」

指導医の自制心における一つの重要要素は, 自分自身の行為を常に観察するということです. 成功したり挑戦したりしたことをしっかりと振り返ることで, 継続的に向上していくという目的を達成することができると彼らは理解しています. 実際, ある研究によれば, 進歩しているかどうかの確認作業をより頻繁にすればするほど, より多くの成功に結びつくとされています.

優れた指導医たちは, 医師は仮にほめられたとしてもあぐらをかいたりせず, 常によりよい自分のありかたを求めて努力しなければならないことをチームに背中で語っていました. ある学生は指導医のことを語りました.

「先生は最も博識でしたが, 人は完全ではなく, 学び続けなければならないことを自分では認めていました.」

指導医は継続して自分のスキルを向上させる求道心があり, 学習者はそれを観察して見抜いていました. ある指導医は,「文献を読むことで自分をより良

い医師にし，より良い教育者になるよう律しています」と語っていました．
　また別の指導医は自分のロールモデルとして応えるための努力について言いました．

　「私を勇気づけてきたのは，自分の人生で，"自分もあのようになりたい，今あのようになろうとしている"と言えるロールモデルがいたという事実です．」

　別の指導医は，ぜひ真似をしたいと思える信頼できる同僚など他者から学ぶ方法について語りました．

　「私の教え方は5年前より上手ですし，5年後は間違いなくもっと上手になるでしょうね．何かをうまくやっても，世の中にはもっとうまくやる人がいるので，それについて伺うのが好きです．というのも，個人の探求心に基づく長い道のりに対しては，個人の創造性というものは限られていますが，他者の創造性は無限でしょう．」

　ある指導医は直接観察し，深く省察することを繰り返して行うことで教育能力を向上させることについて話していました．

　「私はチームで別の指導医の回診を見に行ったりして，彼らが何を学んでいるか，自分たちの教育スキルを改善するにはどうしたら良いか注意深く観察することがあります．」

　実際，それは彼だけでなく他の指導医もしていたことだと彼は続けました．

　指導医たちが自らを向上させようと確信を持ち続けている背景には医学という学問が保有する価値について揺るぎない思い入れがありました．彼らはその医学の一翼を担い次世代の医師へ重要な知見を引き渡すことに注力していました．
　ある指導医は次のように語っています．

　「私の仕事は，私が知っていることをあなたに語り，最後はあなたが私より

も知っていることを確認する作業なのです．そして，あなたの次に来る人々に
それを行うことを私があなたに励ましてきたということを確かめることなので
す．」

　以上が，指導医達がチームに対して自ら見せていた姿勢です．ある学習者は
自分の指導医について次のように言っています．

　「一見して分かるように，先生がここまで頑張っているのは医師という職業
を天職だと考えているからなのです．それを見て自分もまねをしよう，ベスト
を尽くそうとする自分の姿が見えるのです．」

隠れたカリキュラム

　教員や指導医，ロールモデルとなる人間は，学習者に大きな影響を与える力
があることを認識しておかなければなりません．ある論文では，それを病院や
医学部に広く存在する非公式な隠れたカリキュラムと表現しています[3]．　隠
れたカリキュラムとは，病院内で明確に語られることは少ないものの，広く共
有されている価値観，信念，行動の集合体を指します．それはその地域の文化
や規範を反映し，学習者にとって別の形のロールモデルとなります．そしてこ
のカリキュラムは，精神性を育み，善行を促すこともあれば，時には悪しき問
題を継続させたり，指導医の良い行いや努力を弱めることもあります．
　たとえば，患者のケアにおいて院内の慣習が共感性よりも効率性を重視する
場合には，医師が患者の感情面を軽視する傾向が出ます．医療従事者の共感が
患者の健康に良い影響を与えることは研究で示されており，これは患者中心の
医療の重要な要素であり，米国の医学研修でも教育目標とされています[4,5]．
にもかかわらず文献によれば，実習や研修の過程で共感性に関する自己評価が
低下することが指摘されています．
　この共感性が低下する原因としては，隠れたカリキュラムのいくつかの側面
が挙げられます．たとえば，上司や学習者による治療ミスへの対応，苦しみや
死への直面，技術や客観的指標への過度な焦点，社会的支援の不足，過剰な仕
事量などが典型的な要因となりえます[4]．

また，チーム内のヒエラルキーや縦割り構造も課題を引き起こしえます．他の医療職が低い立場として扱われていたり，学習者が上級医に対して強すぎる敬意や従順を示すことが求められすぎる状況が挙げられます．

　18人の指導医へのインタビューでは，隠れたカリキュラムについて多くの言及が見られました．たとえば，「威圧的な態度で話しかけづらい」と感じる別の医師について語る学習者がいましたが，優れた指導医については役職が必ずしも最終判断を持つ必要がないことや，学び手を見下したり不快な気分にさせないと高く評価し，その姿勢に救われたとも話していました．

　隠れたカリキュラムの影響は一見してわからないことが多く，小さな行動が重要な意味を持つことがあります．たとえば，ある指導医が回診中に廊下で黙ってゴミを拾った行為は，環境を少しでも良くしようとする意図だけでなく，地位や肩書きに関係なく誰もがそのような行動を取れることを態度で示していました．

　隠れたカリキュラムに対する具体的な例としては，過剰に検査をオーダーしてしまう問題などがあります．院内などのローカルな文化の影響からか，例えば研修医がすべての患者に頻回にルーチン血液検査をオーダーする傾向が見られたとします．理由を尋ねてみれば，「いつもやっているから」や「指導医が検査値を望むから」という答えが出てくるかもしれません．このような慣習に対抗するために，近年多くの専門的な取り組みが進められており，無駄を削減することで2100億ドル（約30兆円）もの医療費の無駄遣いを防ぐことが可能になるかもしれません [6]．

　優れた指導医たちは過剰な検査や不必要な治療が患者側に与える影響についても注意していました．回診中にはある指導医が「"less is more" 最小限で過不足ない程度に」とチームにその姿勢を伝え，不必要で効果の乏しい検査は避けようとしていることが見受けられました．これにより，患者の安心と安全を優先する姿勢が示されていました．実際，ドミノ倒しのように，医師が不要な検査をオーダーしてしまうことでコストは増加し，不必要な痛みや不快感，患者やその家族も不安にさせてしまうといった多くの負の影響をもたらします．

　ある指導医が研修医に「（それでこの患者さんに）何か検査をしましたか？」と尋ねた際，研修医は「いや，検査をするのはやめました」と答えました．それを受けた指導医は「良かった．検査は意義のあるものだけにしましょう」

と返答していました．また他の指導医は，「その検査を行うことで，この患者にどのような影響があるのか考えてみましょうか．がんが見つかる可能性も高くはなく，もしかしたらせん妄が悪化するかもしれません．検査をすることはあまり賛成しません」とチームに語りかけていたのです．

▌対応力を育てる

　忙しい病院環境で働く教員であり医師であるなどの指導医は，ストレスや挫折に直面することが頻繁にありますが，ロールモデルとして落ち着いた冷静さを保つことが求められます．この態度は学習者にしっかりと伝わります．ある学習者は，指導医が研修医や医学生の報告に不満を抱き，その結果，病院で非常に遅くまで働くことになった時のことを思い出してこう話しました．

　「先生は明らかに患者さんのことを心配していました．でも，怒っているところを一度も見たことがありません.」

　別の場面では，二人の学生がある別の指導医について次のようにインタビューでは答えていた．

　「先生が突然に怒るといったようなことは全く感じませんでした」と一人目の生徒が答えると，「何かがうまくいっていないことをワザと示すためのツールや手段として，それをうまく使っていたのだと思います.」
　するとまた別の生徒が続けました．

　「うん，それを見たことがあります．たとえば，先生があることについてワザと"イライラする〜"と言うときがそうですね．でも，声を荒げているところは一度も見たことがありません．一度もないです.」

　ある指導医が，患者とソーシャルワーカーが自分の方針の決定に疑問を呈してきたときに感じたフラストレーションを，冷静に抑えたエピソードを教えてくれました．その指導医は次のように述べています．

「後でチームルームに戻った際に,そのソーシャルワーカーに電話をかけました.チームの全員が私との会話のやりとりを聞いていることを強く意識していました.私は間違いなく動揺はしていましたが,アンプロフェッショナルな態度は取りませんでした.その時は自分を少しだけよくやったと思いましたね.」

18人の指導医たちは,常に学習者と厳しい現実について率直に向き合っていました.彼らは医療の現場では不確実性が必ず存在することを,率いるチームに忘れさせていませんでした.身体診察の結果,専門医が実施した検査やコンサルテーションなどの食い違いと同様に医学はあいまいなこともあれば,経験豊富な医師でも診断や治療計画についてそれぞれ意見が異なることがあります.さらに,同じ医師が違う日には異なる見解を持つことも珍しくないと思います.画像や他の検査結果が矛盾していたり,コンピュータの解釈が逆に不十分だったり,不正確だったりする場合もあります.

質的研究の対象とした指導医たちは,学習者と一緒に学術論文を読み,それらの結果をどのように解釈するのか確認し,学びを深める時間を設けていました.(Box 8.1)

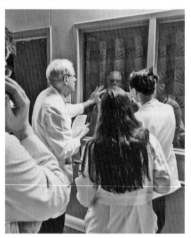
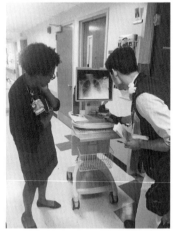

Box 8.1　回診中に心電図と胸部X線を見ている指導医とチーム

私たちは,ある指導医がそのチームの患者さんが亡くなった事例について,どのように心を整理するかついて話し合う場面を目撃しました.

指導医：「悪い結果が起きたとき，私たちはそれを乗り越えようと努めます．私はそのことについて多くの時間をかけて考えます．何が起きたのか，原因を反省する必要がありますが，自分を見失ってはいけないと思います．その患者さんが亡くなった翌日，私は車に乗り，自分自身にこう言い聞かせたのを覚えています．『君は病院に行って，次の患者を診て，最善を尽くさなければならない』と．」

医学生：「患者さんの葬式などに行かれたことはありますか？」

指導医：「ええ，でもそれは自分のためではないのですね．ご家族が望んだり，その家族のためになる場合には．悪い結果のあとで心が引き裂けるように感じたとしたら，それはあなたがその患者に対して何かでも良いことをしていた証拠です．あなたはその患者さんと深い絆を結んでいたのです．私の仕事は，私たち全員が互いに，そして患者さんに対して責任感を持てるようなコミュニケーションを築くことだと考えています．」

医学を楽しむ "Joy in Medicine"

　ロールモデルとなっていく，極めて単純だけれども非常に重要なこと，指導医としての振る舞い方にあります．ユーモアや笑顔そして他者への興味から得られる専門家としての医師としての喜びを表すことで，チームの学習者自身や患者のケアに対してもベストを尽くそうとインスパイアされていきます（Box 8.2）.

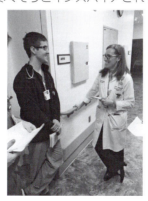

Box8.2　優れた指導医は学習者に教えることにも楽しんでいることを表出させている．

ある指導医の態度が最も良い具体例だと思いますが，その指導医は患者を診療する際に心から喜んでいるように見えたことです．

「私はロールモデルの重要性を強く信じています．病院では，スタッフがただ患者さんを次々と対処していくことに没頭してしまい，医療や医学における楽しさが奪われてしまっていることが多いかもしれません．だからこそ，我々は立ち止まって医療現場に咲いている花の香り (Joy in medicine) を楽しむことが大切だと思いますし，そのことに注意を払うようにしています．」

ある元学習者は指導医たち振り返る姿を次のように述べました．

「先生は医者でいることが好きで，その振る舞いを見ていれば明白です．先生は自分がしていることにやりがいを感じられており，その姿に私たちも感動すら覚えます．私たちも，医者として他の人を助けようとすることで幸福を感じることができるんだと，その姿から励まされました．」

指導医たちは自分たちの仕事をいかに愛しているか次のように述べていました．将来指導医になる人へのアドバイスとして，ある指導医の返答より優れたものはないと思いますので抜粋します．

「そして，医学を愛して，患者さんを大切にすることができるロールモデルとして居続けることができるようにと思っています．なぜなら，医師は簡単に燃え尽きてしまったり，フラストレーションを感じたりして，その負のエネルギーを患者さんや学習者に伝えてしまうことがあるからです．また，医師という仕事がどれほどの特権であるかを知る謙虚さを持ち，かつ自分の支えとすることも重要だと思います．どんな仕事にも良い面と悪い面がありますし，医学も例外ではありませんが，それでも自分が最初にこの分野に入った初心やその時の喜びを確認して，その思いを活用していくことが大切です．特に教育者としては学習者の前にいるときにそれを意識することが，最も重要なことかもしれません．なぜなら，彼らはあなたの無意識のコミュニケーションを認識し，それを患者さんにも伝えるようになるからです．彼らが患者さんを尊重し，お互いを敬い，この仕事を単なる仕事ではなく特権として考え続けるようになってもらいたいと思っています．」

次の章では，私たちは，優れた教育を行う指導医の育成において，メンターやスポンサーが果たす役割を探ります．そこでは優れた指導医達が自身の教育能力や他者の教育能力を向上させるために用いる方法について議論していきます．例えば，実際の教え方を直接観察する方法（私たちが18名の指導医の指導風景を直接観察した方法のように），リーダーシップ開発プログラム，メンタリングチーム，重要な業績を広めるためのサポートネットワークなどがあります．

▎Main Points

1. 優れた指導医は，自分自身とチームメンバーに対して高い目標となる基準を持っている．
2. ロールモデルは，教育プロセスにおいて重要な部分である．勤勉な生涯学習者であることを示すこと，逆境に直面してもプロ意識を維持すること，患者へのケアが自分に与える感情的側面を認識することなども含まれる．
3. 指導医は医学を楽しみ喜びを表現する．それが学習者のインスピレーションの源となる．

■ さらに学びたい人へ

Branch WT, Jr., Kern D, Haidet P, et al. Teaching the human dimensions of care in clinical settings. JAMA 2001;286:1067-74.

この記事では，著者は，ヒューマニズム*の教育において欠けていると思われる学びの文化について述べています．著者らは，ヒューマニズム教育における障壁を克服するための方法として，悪い知らせの伝え方を実演するなど，重要なイベントを利用すること，演技によるロールモデルの利用，自分がとった行動についてコメントし説明することや，ヒューマニズムのスキルを使う必要のあるタスクに学習者を参加させてアクティブラーニングスキルを使うことなどをあげています．ただし，これらの方法を実行するためには，まず教育機関こそがヒューマニズムの文化を確立する必要があると著者は指摘しています．

* 訳者注：ヒューマニズムとは人間の本性（人間性）とさまざまな人間的事象に関心と愛情を抱き，人間の特殊性に固有の価値と尊厳を認め，非人間的なものに対してそれを擁護しようとする態度ないし志向のことを指します

Yoon JD, Ham SA, Reddy ST, Curlin FA. Role models' influence on specialty choice for residency training: A national longitudinal study. J Grad Med Educ 2018;10:149-54.

　著者らは，米国の 24 の医学部の学生を対象とした 5 年間の縦断的研究を通して，医学生が専門研修の選択する際に影響を与える要因について分析しました．その結果，優れた振る舞いのロールモデルとの接触は，その学生が後に目指す専門分野の選択に大きな影響を与えていることがわかりました．医学部入学前または在学中に良きロールモデルとの交流があった医学生は，ロールモデルと同じ分野の研修医になる確率が高かったのです．この予測は，ジェネラル系診療科（プライマリケア，小児科，内科など）や，外科系，放射線科，眼科，麻酔科，皮膚科などの専門を選択した医学生にも当てはまりました．この結果は，次世代の医師を育成する研修施設は，学生の職業的なアイデンティティの確立を支援するために，ロールモデルを意図的に応用するべきであることを示しています．

Wright S, Wong A, Newill C. The impact of role models on medical students. J Gen Intern Med 1997;12:53-6.

　この横断調査も同様に医学生を対象とした単一コホートを対象に医学部時代にロールモデルを持つことと，医学生が専門医を選択することの関係を調査したものです．さらに，その関係の強さを推定し，それらは専門分野によって異なることを明らかにしています．あるロールモデルと十分な時間を過ごした場合にその専門へと選択する確率は，外科で 3.6 倍，内科で 4.6 倍，家庭医療学で 5.1 倍，小児科で 12.8 倍と高かいことが示されました．本研究では，学生がロールモデルを選ぶ際に考慮する最も重要な要素は人格，臨床技術，能力，教育技術などでした．またロールモデルの研究業績や学歴は，学生にとって最も重要ではないことでした．このように著者らは，ロールモデルとの接触が，医学生の専門研修の選択に強く影響すると結論付けています．医学生がロー

ルモデルを選択する際に影響を与える重要な要因を特定することができたことから，今後学び手がロールモデルの選ぶ時に参考となる新しい根拠を提供している論文です.

Saint S, Fowler KE, Krein SL, et al. An academic hospitalist model to improve healthcare worker communication and learner education: Results from a quasi-experimental study at a Veterans Affairs medical center. J Hosp Med 2013;8:702-10.

　米国中西部の退役軍人医療センターにある４つの医療チームのうちの１つを対象とした研究です. 著者らは複合的教育システムの再構築のために，医療従事者のコミュニケーションと学生／研修医教育を改善するための様々な方法論を調査しました. その結果，介入したチームの指導医が高い指導者評価を獲得し，医学部３年生の学生がローテーション終了時の進級試験でも有意に高いスコアを獲得したことから，患者の入院期間や再入院率を増加させずに，教員と学生とのコミュニケーションの改善と学習の強化に焦点を当てることが可能であることが示されました.

9 メンターとスポンサー
Mentors and Sponsors

"メンターとは，あなたの内に希望を見させてくれる人だ。"
A mentor is someone who allows you to see the hope inside yourself.

Oprah Winfrey[*]

---

[*] 編集部注：オプラ・ゲイル・ウィンフリー：1954 － 米国の俳優，テレビ番組の司会者兼プロデューサー，慈善家．

リーダーシップ，メンターシップ，スポンサーシップという言葉が医療の現場でいまほど重要であったことはありませんでした．これまでの章では，医療の中で直面する困難な課題について取り上げてきましたが，とりわけ重要なのは，卓越した患者ケアを提供するために，共通の目的に向かって団結し，大規模で複雑かつ高度に専門化された医療チームとして連携して動くことです．バーンアウト（脱人格化，極度の感情的疲労，モチベーションの減退）が頻発すると，患者の安全性や医療への満足度にも悪影響を及ぼし，さらに医療費の上昇を招くことが明らかになっています．これらは，歴史的にも医療への安全性，質，患者経験 (patient experience)[*]への注目がこれまで以上に高まっているこの時期において，とても重要な課題となっています．

---

[*] 訳者注：患者経験とは，医療システムとの相互作用や，患者が感じる医療の質，アクセスのしやすさ，効果性などに関する全体的な認識を指します．これには，コミュニケーションや共感，サービス提供のあり方が含まれます．

リーダーシップはなぜそれほど重要なのでしょうか？リーダーシップは「組織の文化を形成する最も重要な要因」とされています[1]．
実際，安全，満足，回復力の分野では，効果的なリーダーシップと重要な成果との間に一貫した関連性があることが，多くの論文や書籍で示されています

[2~6]. 一方で，リーダーシップが不十分である場合，患者安全を確保すべきである組織作りにも失敗し，医療従事者のバーンアウトが増加するということが明らかになっています[7~8].

重複はするものの明確なリーダーシップのいくつかの型が，異なる分野で示されてきました．それぞれに強みや欠点，独特な特徴があります．例えば，関係性を重視したリーダーシップ（リーダーが重要な絆を形成する）は，看護師の職業満足度を高めたり，患者の死亡率を下げたり，患者満足度を向上させることに注力する傾向があります[9]. 一方で，権力の差異やヒエラルキーに焦点を当てる独裁的なリーダーシップでは，重要である安全上の問題やケアの質に関する問題に対しても，第三者が指摘する際に不安や非難，報復などを恐れて，安全文化を妨げてしまう傾向があります[10].

多くの人は，理想的なリーダーという言葉を聞いてかつて一緒に働いた人をすぐに思い出すことができるかもしれませんが，一方で理想的なリーダーとは言えない人物も思い出すことができるはずです．有能なリーダーは，EQ（感情面での知的能力）を発揮し，自己を管理し，自己認識，社会認識*，他者との関係性の構築といった重要な特性を備えていることが多いです．リーダーが（形式的に「リーダー」として任命されていなかったとしても）EQをフル活用し，組織のメンバーと良好な関係を築くことができれば，良好な結果が得られます[11]. しかし，リーダーが否定的な感情を引き起こしてしまうような場合には，有害性が高く，物事がうまくいかないといった事がもたらされることに繋がりやすいとされます[11].

＊ 訳者注：社会認識（Social Awareness）とは，人間関係のトラブル場面で相手の情動に気づくことを意味します．ソーシャルアウェアネスと合わせて重要となるのが，自分の身体の状態に注意を向けて自分の気持ちや意図に気づく自己認識（Self Awareness）とされています．

またリーダーシップはメンターシップやスポンサーシップと密接に関連しています[12]. ホーマーの著書『オデュッセイア』では，メンターとは，オデュッセウスの息子テーレマコス[13]の指導や支援を行う存在として描かれています[13]. メンターシップは，医師の個人的および専門的な成長の鍵であると長い間考えられてきましたが，スポンサーシップも同様に組織内の適切な地位にい

る人物が意思決定やシステムに大きな影響を与えます．実際的な支援を行い，周囲の昇進のために擁護し，守り，戦うことなどが含まれます．特に，女性や過小評価されやすい少数派にとっては，このような支援は医師として成長するために重要な一部として認識されつつあるのです．

メンターとスポンサーは，互いに補完し増強し合います．リーダーシップは社会的活動であるため，グループ内での人と人との関係性は，リーダーシップがどのように捉えられ，受け止められるかを決定する重要な変数となります．これまで，リーダー個人の人柄に焦点を当てる傾向がありましたが，近年では，組織内の役割や責任に基づくリーダーシップの分配やその共有がより着目されるようになってきました．このような集合的リーダーシップは，従来のトップダウンの縦型アプローチと比較して，チームの成果や有効性を予測する上でより優れた指標であることがわかってきているのです[15, 16]．

これまでの章では，ロールモデルとなる指導医が積極的に隠れたカリキュラムを育て，学習者が最善を尽くせるように支援する方法について述べてきました．次は，指導医がより明確にリーダーシップ，メンターシップ，スポンサーシップを提供しつつ，逆にそれを受け取る方法について着目します．特に，女性や過小評価されている少数派におけるメンターシップやスポンサーシップに関する研究成果を示し，一般的なメンターシップの技術と戦略について述べます．最後に，私たちの施設で実施されたメンタリングおよびリーダーシップのカリキュラムやプログラムの実例を示していきます．ニューヨークタイムズのベストセラー作家 Suze Orman の言葉を借りるならば，これらの内容をお読みいただくことで，すべての医療者がメンターとして"周囲の人が今の自分以上の力を引き出す手助けができるように"動かれることを願っています[17]．

■メンターシップと支援のネットワーク

毎年ほぼ同数の男子・女子が医学部に入学してきますが，医療施設の幹部の約 3/4 は男性です[18]＊．つまりこの状況は，性別を超えたメンターシップの必要性が非常に高いことを意味します．

＊ 訳者注：第 3 章（27 ページ）でもお伝えしたように，翻訳者が過去に行っ

た研究で，日本の医学部長・病院長は全て男性で，女性教授は 9% 以下と少なく，また主要 19 学会の理事長に女性医師はゼロで，女性医師会員が比較的多い学会ですらも理事のほとんどが男性でした．このことからもジェンダーバイアスの状況は米国よりも我が国はより文化的に難しい課題を抱えていると考えています．思えばホスピタリストである自分がなぜこのようなテーマを研究対象としているのかについても，やはり著者たちの姿勢から学び，感じ取っていたという事実に気づき，今になって納得できる答えが見つかってきた気がします．

JAMA Netw Open. 2020;3(7):e209957.

JAMA Netw Open. 2022;5(12):e2247548.

JAMA Netw Open. 2024;7(1):e2351526.

このようなジェンダーバイアスの課題に対して，米国では以下の 3 つが広く適用されています．

1. 性を表す表現を避ける

これらの表現は，古い時代の概念に基づいており，女性が男性よりも権威がないという誤った固定観念を助長する恐れがあります．これらの表現は典型的な役割（例えば男は女を守り，女は男に守られるなど）に依存しており，女性は「助けが必要」といったステレオタイプを強化してしまいます．メンターは，性に基づく隠れたバイアスを識別し，それに応じて対処し，メンティーが自己効力感を高め，行動力を発揮できるよう励ますことに注力する必要があります．

2. 相互学習を促進する

メンターがメンティーに一方的に知識を伝えるのではなく，双方向の学びのプロセスに焦点を当てます．例えば，メンターは女性のメンティーが自分のリーダーシップスタイルを磨き，協力してそのスタイルを発展させ，最大限に活用できるよう励ますことができます．また，メンターはメンティーの知識や経験，意見から学び，互いの能力を高める質問を行います．

3. 必要に応じて自ら変化を起こす

多くの施設では，性別によるバイアスの影響で，女性は男性と比較して少ないソーシャル・キャピタル（社会関係資本）しか持っていません．そのため，男性のメンターは，自身のソーシャル・キャピタルを賢く使ってジェンダーの公平性を促進することもできます．雇用，給与，福利厚生から，女性を対話や賞，リーダーシップの地位に指名することまで，多くの方法で女性メンティーを支えることができます[18]．

私たちの研究チームは，優れた女性指導医達とのインタビューを通じて，彼女たちのロールモデルやメンターがどのように彼女たちのキャリア形成促してきたかを記録してきました．ときには，これらのロールモデルが男性である場合もあり，チームの患者ケアを助けた場面がありました．ある女性指導医は，自身が研修医だったころ，男性の指導医が患者の目の前で彼女を支えたエピソードを語ってくれました．

「研修医だったころ，私がある患者さんを担当していて，指導医である白人男性が部屋に入ってきました．するとその患者さんがそちらを向いて『女はいや』と言うわけですね．それは社会的には受け入れられない発言だと思います．私たちは良いケアを提供しなかったわけではありませんが，患者は『私はあなたと話したいし，あなた（男性指導医）が担当になればいいのに』と言いました．するとその指導医は『ごめんなさい．こちらの医師は私のチームの一人です．そして担当医は彼女です』と言って，私を指さしました．その仕草はまるで『彼女は有能ですばらしい医師です．彼女と話すべきです』と言っているようでした．そのときの気持ちは忘れられませんし，とても力づけられました．それ以来，私も同じことをしようと努力しています．」

また，ある女性指導医は自分自身をロールモデルとして意識しており，「護りつつ診療する」というモットーを掲げていました．このモットーは，彼女が患者に奉仕しながらも学習者を保護する必要性を感じているからくるそうです．この保護には，ハラスメント，差別，マイクロアグレッション（些細な差別発言）など不適切な行動から学習者を守るためにしばしば必要とされています．

ある指導医は次のように語ってくれました．

「私は，自分の研修プログラムに所属していた教え子たちと，あるハラスメント事例について率直に話し合いました．私たちの施設には，そのような事例に対応するための適切な手順が整備されていますが，それだけでなく，彼らが経験したことや目撃したことを記録し，安全に共有できる場も提供しています．それは単に報告を促すだけではなく，彼らの声をしっかりと代弁する仕組みでもありました．時には私が『母グマ』のように呼ばれることもありましたが，その部門は，学習者たちが直面する状況について相談し，どう対処すべきかを一緒に考えるための場所でした．」

　私たちが観察しインタビューを行った女性指導医たちは，特に女性の学習者に対して真摯にメンターとしての役割を果たしていました．ある指導医は，医療現場においてチーム内で感じる女性同士の特別なつながりについて語りました．

「働く女性のロールモデルになることはすばらしいことです．私は全員が女性のチームを作るのが好きですし，実際にそうしています．そこには特別な何かがあります．本当に一方向に結びついて，一緒に働くのがスムーズに進みます．連帯感でしょうね．」

　サポート，メンターシップ，スポンサーシップは，院内や病棟管理にのみ発生するものではありません．個人間のネットワークを活用し，お互いの成功を支え，キャリアを促進することが，インタビューの中で特に言及されていました．私たちが訪問したある指導医は，彼女の施設での現状について話してくれました．同じ式典で同じ賞を受賞した病院の二人の医師がいて一人の受賞者は男性でした．その受賞者の場合は事前に公表され，その通知が広まり，多くの人から認知されていました．しかし，もう一人の受賞者（たまたま女性）の場合には，院内で誰かが声を上げるまで，同じような公表はされず認知もされていませんでした．その後で，他の人々が『ああ，申し訳ない，あなたも受賞していたとは知らなかった』とコメントしているのを聞いたとのことでした．
　またこの指導医は，女性医師や若手教員たちが互いの成功を促進するために築いた完全な支援ネットワークが存在することを話してくれました．そのグループは，女性医師と『一人の恥ずかしがり屋の男性』で構成されており，『自

己宣伝が得意な人もいれば，そうでない人もいる』という理由で設立されました．指導医は，自分もこのネットワークの一員であり，達成した成果を共有したり，論文や賞を配布し，公表することで，互いに目的意識を持って高め合っていると話してくれました．

メンターとしての医師

　医師とメンターという役割は，次の点で共通しています．それは，力，経験，知識が不均衡であるということです（医師の場合は自分と患者との間に力の差がありますし，メンターの場合は自分とメンティーとの間の力の差があります）[20]．どちらの立場でも，医師は患者やメンティーの興味関心を心に留めておく必要があります．もしメンタリングを慎重に行わず，メンティーのニーズに対して明確に焦点を当てきれていないと，「メンターシップにおけるエラーや不正 (mentorship malpractice)」が容易に生じてしまう危険性があります[21]．

　多くの人は，効果的なメンタリングは時間とエネルギーを十分に費やした場合のみ可能だと思うかもしれません．しかし，極めて多忙な医師であろうが，時間や場所が制約されていようが，価値のあるメンタリングを提供することは可能です．今の時代，メンターは対面での会合が難しい場合，代替のコミュニケーション手段（たとえばバーチャル）を利用することを検討できますし，メンティーと共に時間を過ごすことは，どんな形でも価値があります．

　多くの人はメンタリングという言葉を聞くと，よくある1対1の対話形式だけを思い浮かべがちですが，このスタイルは指導医の時間と労働資源を使ってしまいます．しかし，これはメンタリングの一つの形態に過ぎません．従来型のメンターとしての役割を果たす時間がない場合でも，状況に応じて別の形式のメンタリングをより効果的に活用することができると思います．例えば，メンターはその立場を活かして，コーチ（特定の問題の解決を助ける），スポンサー（メンティーの将来性を支援する），またはコネクター（一連のメンティーを他のエキスパートやグループと結びつける）として活動することができるのです[12]．

　メンターがどのような役割を担うにせよ，メンティーに対しては一貫して客

観的な視点を保つことが成功の鍵です．また前述したマインドフルネスは，メンターが自らを俯瞰し，客観性を維持し，メンティーの考えを理解することを助ける有効な手法の一つとされています．マインドフルネスは，医師としての仕事はとても難しく，様々な障害を乗り越えなければならないものであることを思い出させると同時に，メンターとしての役割を支える力となります．メンタリングの過程にマインドフルネスを応用することで，どの形式のメンタリングであれ，深い洞察とポジティブな効果をもたらすことができます．著者の一人が以前記述したように，常にマインドフルネスを実践しているメンターは「無私無欲で，思いやりがあり，信頼できる存在」へとなりやすいとされ，より相互信頼に基づいたメンター‐メンティー関係を築くことができるとされます．その結果，メンティーはより難しい課題で挑戦的なプロジェクトにも取り組みやすくなるのです [22]．

　以下に示すたった5つの簡単なステップでメンタリングを始めることができますので，指導医としてぜひこの点を覚えておいてください．

1. 自分自身から始める

　　なぜ自分がメンターになりたいのかを理解することで，強固な基盤を築くことができます．自分がメンティーに必要なものを提供できているか，関係を通じて自身が成長しているか，メンティーの成功と失敗の両方を受け入れられているかを問いかけることで，アプローチが真の動機に基づいているかを確かめることができます．

2. メンティーの立場に立つ

　　長い間メンタリングしていると，相手に対して思いやりや共感を持つことの重要性を忘れてしまいやすいです．建設的で実際に行動可能なアドバイスを誠実に行う姿勢は教育的な環境を作り出します．「自分が扱われたいようにメンティーを扱う」という姿勢は鉄則です．

3. ゆっくりと進める

　　マインドフルネスは今を生きるその瞬間に焦点を当てるものです．マインドフルなメンターは，メンティーとともに過ごす時間を急がせず，現在に立ち止まることを大切にします．その結果，無駄な判断を減らし，心の

知能指数を高めて，知的好奇心を高めることができ，話しにくい重要な問題も認識し解決する力が向上します．

4. 感謝を表す

メンタリングは贈り物です．メンターは次世代の医師の育成を助けています．感謝の気持ちを認識し，それを表現することは，幸福感を高め，メンティーが自分の価値を認識しやすくなり，難しい課題や批判にも柔軟に対応できるようになります．また，感謝の気持ちは広がっていきます．

5. 無私を重視する

メンターの究極の目標は，メンティーが理想の姿に到達できるのを支援することです．これは指示するのではなく導くこと，押し付けるのではなく支持すること，拒否するのではなく改善することを意味します．メンティーが成功したらほめ，困難に直面しているときは共に課題を受け入れることが重要です．このようなアプローチが，無私のメンタリングを体現します[22]．

┃メンターシップの役割と原型

従来の縦方向のメンターとメンティーの1対1の関係は，メンティーの成功に寄与するメンタリングの重要な型の一つに過ぎません．実際，十分な数のメンターが存在し，知識を共有し学ぶための代替手段がなければ，将来のメンタリングは難しくなります．私たちはこれまで従来のメンターに焦点を当ててきましたが，メンターシップには4つのタイプ*，つまり (1) 従来のメンター，(2) コーチ，(3) スポンサー，そして (4) コネクターがあることを理解すると良いでしょう[12]．

---

* 訳者注　我が国で少しずつ認知されてきたメンターという言葉ですが，Vineet Chopra 先生や Sanjay Saint 先生の論文でも次のように4つのタイプに分類されています．日本人が想像しやすい徒弟制度とは異なり，個人の成長のためのアウトカム志向を重視していることが少し異なる印象です．

メンターシップのタイプ	内容
従来のメンター	経験や知識を共有し，長期的なキャリア発展や個人の成長をサポートする役割.
コーチ	メンティーの特定のスキルや目標達成に向けて短期的かつ具体的な指導や助言を提供する役割.
スポンサー	メンティーを積極的に推薦し，キャリアの進展に向けた機会やリソースを提供する役割.
コネクター	メンティーを他の有益な人脈やネットワークとつなぎ，情報や支援の幅を広げる役割.

　コーチはメンティーが抱える特定の問題に焦点を当てたり，メンティーの特定のスキル全体を伸ばすことを目標とするために，この関係はより一時的なものになることが多くなります．コーチによるアプローチの興味深い利点は，グループ内で行われるため，特定の問題に対処したり，特定のスキルを習得するのに役立ち，より効率的に行われることです．

　スポンサーは，すでに定義したように，特定の個人やメンタリングの大きな背景において，メンタリングの中で戦略的な目標に焦点を当てる傾向があります．スポンサーは，メンティーに対して注目されるような発表の機会を勧めたり，業績を発表したり，審査員や査読者として推薦するなどのことで，メンティーがより目立つように助けます．スポンサーとしての活動はメンティーにはその姿が見えにくく，メンターはメンティーのために領域を成長させ才能を伸ばすために舞台裏で働いている点がユニークです．

　最後のタイプはコネクターです．コネクターは，自身の長い成功した経歴から築かれた広範なネットワークと重要な社会・政治的な関係資本を持っています．コネクターは全体の領域に焦点を当てているため，その動機付けは次世代に受け継がれるべき根本的なものです．現在および将来的にメンター側に回るために，メンティーが自分に何を期待し，どのような振る舞いをしてほしいかを明確に明らかにすることが重要です [12]．

▌ミレニアル世代のメンタリング

　今日，医学部や研修プログラムに入ってくるほとんどの若手は，「ミレニアル」世代，つまり 1980 年から 2000 年に生まれた人に属しています[23]．　おそらくかつてのどんな世代間交代とも異なり，この時代は医療に明らかな影響を与えてきました．特に世界の文化や社会のネットワークと結びつけるテクノロジーが大きく発展し，高速な情報のやり取りが進み，それによりグループシンク (集団思考) をより重視しています[23]．

　昔の世代が大事にしていたヒエラルキーは，多くのミレニアル達には関心が低くなってきているので，より上級医とミレニアル世代である学習者やメンティー達との間で対立が生まれやすくなります．これらの時に生じる価値観の対立と歴史的な教師 - 学習者のヒエラルキーを考えると，学びの過程やメンタリングでの関係性は影響を受けるでしょう．

　世代間の対立に固執するのではなく，ミレニアル世代に関する誤解が解明されたり払拭されることで，最も包括的で効果的な教育やメンタリングの環境が築かれることを知る必要があります．他の世代は，彼らミレニアルはせっかちで，自分だけは特別と思っていたり，怠け者で，"かまってちゃん"だという誤った考えを持っているかもしれません．これらの否定的な認知の歪みは，世代間の価値と働き方の違いの議論へとつながります．ミレニアルはすぐにアクセスできるデータやコラボレーションや効率性を重視します．従来の考えかたである仕事の成果や業績指標ではなく，目的や仕事や技術の意義や価値によって動機付けられることが多いとされています[23,24]．また，彼らは広範な社会意識や多様な価値観，自律性が重視される時代に育ちました．この世代にとって最適なメンターは，イノベーションや仕事の目的，自律性や多様性，そして社会的ネットワークを大切にしつつも，惰性や過重労働，孤立，厳格なヒエラルキーを避けることが重要となりそうです[23]．世代間の違いというのはよく認識した上で，生産的な学習やメンタリング関係を築く方向へとうまく活かされるべきでしょう．全ての世代のメンバーが多様性に富むチームの価値を形成することに寄与しており，そのアプローチは世代ごとには異なるものの，全ての医師はとしての成長，コラボレーション，そして医師として意味を追求しているのですから．

直接観察しフィードバックする

　Sutkin らが 2008 年に発表した優れた医学教育者に関する文献レビューでは，「優れた教育者の特徴の約 3 分の 2 は‘非認知的＝対人関係でのソフトスキル’である」と述べられています．さらに，「指導医を真にすばらしい存在にするのは，一貫性があり，人との関係性を重視した非認知的スキルが大きく寄与している」とも記されています [25]．つまり，患者との結びつきを深めることが質の高い診療にとって重要であるのと同様に，学習者との絆を形成することが質の高い教育にとっても重要であると考えられます．教師が知識を伝えるだけではなく，どのように質問し，自分の考えを共有し，討論を促すかが重要な特性となるのです．私たちの質的研究で調査した 18 人の優れた教育指導医ほど，学習者との絆や模範的なコミュニケーションをとっていた指導医はいせん．私たちは，彼らの観察やインタビューを基に得た記録を振り返り，教育における中心となる振る舞いや行動，テクニック，戦略などを抽出しました．これらはチーム内で共有されることで，最適な学習環境を作る一助となると思います．実際，これらの優れた教育指導医たちに共通する根本的な特徴が本書の基盤となっています．

　私たちは，18 人が日々の入院回診で実践していた根拠に基づく効果的な行動やテクニックを広めるため，DOCTOR プログラムを立ち上げました．このプログラムの名称は，Direct Observations of Clinical Teaching On Rounds（教育回診を直接観察するという意味）の略です．このプログラムは，コーチングのスタイルを応用したもので，初級および上級まで教育のレベルに合わせて指導医，3 年目以降の専門医，そしてチーフレジデント等に適用されています．プログラムでは，信頼できる臨床環境で対面観察を行うという手法を用いていますが観察者は，今回の 18 人の優れた教育指導医に関する質的研究成果や効果的な教育手法を十分に理解した臨床医が務めます．観察者は臨床チームの回診に同行し，教育者の具体的で目に見える行動をチェックリストに記録していきます（Box 9.1 参照）．

＊ 訳者注：翻訳者はこの DOCTOR プログラムを実施しているミシガン大学内科で 30 名以上の指導医と一緒に回診をしたことになりますが，まさに一人の一人の指導医が個性こそあれ標準的にこのチェックリストにあるよ

うな項目を誰しも達成できていることに驚きました．当初は，米国の医学部が持つ目に見えない教育文化や社会的背景のせいだろうと考えていたのですが，指導医の臨床教育を標準化するための教育介入の取り組みにはさらに驚いたことを覚えています．

このチェックリストには，以下のような学習者やチームメンバーとのやり取りに関するテクニックが含まれます．例えば，名字ではなく名前を使う（訳者注：日本のコンテキストでは逆に誰にでも丁寧な言葉使いなど），学習者個人への関心を示す，学習者の理解を確認しながら教育のポイントを明確に伝えることなどが含まれます．また，患者との関わりにおいては，関係性を築くための世間話や敬意を示す態度や，思慮深い傾聴，医学専門用語を使わずにわかりやすく説明するなど，効果的な教育戦略の要素も含まれます．

回診後には，指導医とその観察者が1対1で意見交換を行います．この中で，どのような教育方法が効果的だったか，さらに改善するための戦略について話し合います．このプログラムの目的は，指導医の相互学習，すなわち双方向の学びの促進にあります．観察者と教育者が役割を交代し，お互いを観察し意見を交換することで，新しい教育上の戦略を学びながら自らの教育技術を向上させる機会をつくるのです．

このように DOCTOR プログラムは，私たちの病院で実践されている効果的な双方向メンターシップの一例でしたが，我々の内部データによると，現在までに全参加者の約90%が，このプログラムを通じて回診や教育手法を少なくとも1つは改善させたと報告しています．ある参加者は，「他の指導医の教育現場を見ることで，自分のやり方や技術について省察する機会になりました．自分の弱点にも気付きやすくなりました」と述べています．

臨床教育者 チームとのやり取り	観察者 頻度 一つを囲む：1＝一度もない， 3＝50%，5＝いつも	日付　合計時間 例と注記 （具体的に　行為の例， 行動，表現，非言語）
常に学習者の first name を使う	1　2　3　4　5　該当なし	
学習者の人としての関心を示す （例：職歴の目的，趣味，休日の行動）	1　2　3　4　5　該当なし	
他の医療職専門家からの情報を探し，多職種間のコミュニケーションの型を作る（例：病棟看護師，薬剤師，薬剤学校の学生と）	1　2　3　4　5　該当なし	
じゃまになる学習者を避ける	1　2　3　4　5　該当なし	
学習者の時間を尊重する（例：柔軟な回診，後期研修医が回診の順番を選ぶのを認める，回診を分割する，必要なら患者を一人で見る）	はい　　いいえ　該当なし	
教え方	**頻度** 一つを囲む：1＝一度もない， 3＝50%，5＝いつも	**例と注記** （具体的に　行為の例， 行動，表現，非言語）
学習者の意見，アイディア，提案するように誘う	1　2　3　4　5　該当なし	
学習者に理解しているか質問する（例：考えを声に出す，合理的に決定しているか聞く）	1　2　3　4　5　該当なし	
患者ごとに少なくとも一つの教育ポイントを手助けする）	1　2　3　4　5　該当なし	
現在の患者に基づいて少なくとも一つの学習資料を推奨または提言する（例：論文，ガイドライン，配布資料，画像）	はい　　いいえ　該当なし	
学習者の教育レベル，知識，経験，経歴の目標に沿って質問を作る	1　2　3　4　5　該当なし	
関連するとき，回診での討論の重要ポイントを要約する	1　2　3　4　5　該当なし	
患者－関係と敬意	**頻度** 一つを囲む：1＝一度もない， 3＝50%，5＝いつも	**例と注記** （具体的に　行為の例， 行動，表現，非言語）
敬意を持って患者と挨拶する（例：ノックする，尋ねる，名前や握手で暖かく挨拶する）	1　2　3　4　5　該当なし	
紹介し役割を述べる	1　2　3　4　5　該当なし	
効果的な非言語コミュニケーションを使う（例：患者の目の高さで腰を下ろす，アイコンタクトを保つ）	1　2　3　4　5　該当なし	
関係を作る（例：世間話をする，人間的で非医学な会話に引き込む）	1　2　3　4　5　該当なし	
検査中は患者に敬意を示す（例：身体検査のときに許可を得る，患者の慎み深さを守る，慰める，患者が体位を変える時助ける；ドアやカーテンを閉める）	1　2　3　4　5　該当なし	
患者－教育と計画	**頻度** 一つを囲む：1＝一度もない， 3＝50%，5＝いつも	**例と注記** （具体的に　行為の例， 行動，表現，非言語）
考え深い聞き方のスキルを使って，分かっていることを示す（例：了解の返事）	1　2　3　4　5　該当なし	
患者へのコミュニケーションの効果的な方法の重要ポイントをまとめる（例：画像や類推による）	1　2　3　4　5　該当なし	
医学専門用語を避けるか，言葉の意味を説明する	1　2　3　4　5　該当なし	
患者，家族の理解を確かめる（説明したこと患者に説明し返してもらう，何か問題や懸念があるか尋ねる）	1　2　3　4　5　該当なし	

Box 9.1　臨床教育者の行動のチェックリスト

全ての医療従事者にリーダーシップを育てる

病院や医療システムのような組織においてリーダーシップが重要であり，またリーダーシップを育てることが上記の技術を築く手段としても重要であることを踏まえ，私たちの病院では「あなた自身にリーダーシップを促す（Fueling Leadership in Yourself：FLY）」プロジェクトを立ち上げました[26]。

このFLYは，患者の直接ケアに携わる人々を含め，すべてのレベルの医療従事者がリーダーシップを育むことでかなりの恩恵を受けるだろうという考えに基づいて作られました。このプロジェクトの目標は，私たちの医療サービスにおけるチームワーク，特に協働の文化を活性化し，最終的にはすべての人の日々の業務における自律性を高めることでした。

私たちは意図的に，指導医をはじめとする多様な医療従事者を招き，一緒に同僚のネットワークを構築しながらリーダーシップ技術を学ぶ機会を提供しました。このグループには，医療チーム内のさまざまな個人が含まれていました。プログラムの一環として，内科部長，健康教育部門の担当者，施設内のシステム改善部門の職員，病棟管理を担う医師など，施設内で重要な役割を果たし，リーダーシップに対して一定の熱意と熟練を備えていると認められる人々に，主要なメンターから指導を受ける機会を提供しました。

プログラムの内容に関しては，診療科や施設での個別の役割とは関係なく，誰にでも広く応用可能なものを注意深く選びました。たとえば，リーダーシップの科学とスキル，職場での自己と他者へのマインドフルネスの技術，日々の業務を改善するための質改善戦略，医療現場での効果的なコミュニケーションの原則など重要かつ汎用性が高いものです。

プログラムはヒエラルキーをなくし，参加者同士のやりとりを活発にするように様々な学習形式を採用したため，すべての参加者が自分に合った学習スタイルで学ぶことができました。一つ1時間で合計4回程度の短いシリーズ形式のセッションに限っていたために，他の部門の方も参加することができるように配慮しました。この教育コンテンツであるFLYシリーズに参加した人々は，病院内の8つの異なるサービス部門やセクション単位から招待されており，6種類の職種を持つメンバーで構成されていました。すでに誰からみても明確なリーダーポジションの参加者はほとんどいませんでした。

終了後の報告では，参加者たちは次のように述べています。「リーダーシッ

プ技術に関する知識が大いに向上した」「このシリーズに非常に満足しており，他者に推奨したい」「リーダーシップ理論を日々の業務に応用できる」との意見が多く寄せられました．また，代表者から引用された参加者の声を以下に示します．

「セッションを楽しめました．どれも違った内容で興味深く，資料の中に役立つ文献がありました．」

「互いにやりとりを練習する場面が一番良かったです．討論で学んだことを実践しながら経験するという方法でした．」

「最も良かった点は，集団活動ややりとり，施設で各部門のリーダーたちに会えたこと，そしてランチを楽しめたことです．」

構造化されたメンターシッププログラム

キャリアを発展させ，個人およびプロフェッショナルとしての満足感を高めるための重要な鍵の一つは，個別のメンターシップです．これは多くの人が予想していた通り，研究者としての正規のポジションを目指す道では，研究計画書の作成や研究費の獲得において一般的に重要であり，これまでもよく見られてきたことです．しかし，このメンターシップの理論や構造自体は，主に患者ケアや教育に従事する臨床医のようなさまざまなタイプの医師にとっても広く適用可能です．特に，医学の分野から離れることを選ぶ多くの人々にとって，メンターシップの欠如は大きな不満であったり，離れる原因となっているようです．

私たちの施設では「臨床医のためのメンタリング委員会」を導入しました．すべての若手指導医には必ずメンタリング委員会の関与が設けられています．これらの委員会は，3〜6人の委員と，メンティー達が信頼するアドバイザーによって選ばれた委員長から構成されています．委員長には各科や部門のトップが務めます．さらに，組織運営，研究，医療の質向上，政策，またはメンティーが関心を持つ分野のリーダーなど，多様な分野で役立つメンターも重要なメンバーとして参加します．

「臨床医メンタリングプログラム」の一環として，メンタリング委員会は年に１〜２回，１時間程度の会議を対面またはオンラインで開催します．この会議が有意義なものとなるよう，事前準備が念入りに行われます．一人の計画マネージャーが，全ての委員に更新されたメンティーの履歴書を配布するほか，会議資料の準備や調整を行います．メンティーは，効果的なメンティーシップの指針や臨床コースの昇進情報，学術機関の基準など，重要な資料に精通していることが求められます．

実際の委員会では，メンティーたちと委員長が，メンティーの短期，中期，長期の目標について話し合います．具体的には，現在の役割に対する満足度の評価，重要な活動の進捗状況の確認，委員会がメンティーをどのように支援できるかについて議論します．会議の後には，標準化された「メンタリング委員会評価ツール」を用いてフィードバックを収集します．この評価ツールでは，会議の運営，フィードバックの質，次のステップの明確さ，進捗状況の評価，そしてメンタリングプログラムの満足度やバーンアウトへの影響を測定します．

現在，このプログラムには 21 名のメンティーが参加しており，これまでに 42 回のミーティングが行われました．内部データによると，メンターとメンティーの双方にこのプログラムが積極的な影響を与えていることが示されています．メンターに関しては，98％が会議は効率的な時間の使い方だったと回答し，99％が提供したフィードバックがメンティーに積極的に受け入れられたと感じています．また，83％がこのプログラムが仕事の満足度を向上させたと回答し，57％がバーンアウトの軽減に寄与したと答えています．

メンティー側の回答では，98％が会議は効率的な時間の使い方であったと答え，88％がプログラムは仕事の満足度を高めたと回答しました．また，58％がバーンアウトは軽減されたと感じていました．さらに，全てのメンティーがフィードバックは明確であり，行動に焦点を当てていたこと，そしてメンターが自分のキャリア目標の達成に尽力していたことに同意していました．

次章では，医師としてどのようにリーダーとして役割を果たし，指導を行うことから，効果的なコミュニケーションのためのテクニックの話へと話題を移します．これは医療における関係性中心のコミュニケーションの基本的構成要素について深掘りし，優れた教育者がこの技術を応用して患者と接し，重要な

信頼関係を築いていること，さらには最近のホットトピックである"聖なる瞬間 (Sacred Moment)"についても触れ論じていきます．

▌Main Points

1. リーダーシップ，メンターシップ，スポンサーシップは，それぞれ独自のものであるがお互いに密接に絡み合っている．メンターシップとは，メンターがメンティーにアドバイス，フィードバック，コーチング，コネクションを提供することである．スポンサーシップとは，学習者個人を擁護し，彼らの認知度を向上させるために確立した支援による積極的なサポートを意味する．
2. 正式で構造化されたメンタープログラムや，私的なメンター関係でも，メンターとなる医師はメンティーのガイド役となり，専門的な成長を支援する．メンターがマインドフルネスの原則を適用すること，また学習者側がメンターに何を望み，何を期待しているかを認識することで，有意義かつ効果的な相互作用をもたらすことができる．
3. 院内で正式な仕組みを作ることでそれぞれのメンターシップを高めるのに役立つかもしれない．これには，双方向の指導法の観察と熱心なフィードバック，リーダーシップを開発する取り組みや，メンタープログラムの整備などが含まれる．

■ さらに学びたい人へ

Chopra V, Edelson DP, Saint S. Mentorship malpractice. JAMA 2016;315:1453-4.

　メンタリングは時に非常に難しい作業になります．医師が抱える臨床業務，マネージメント業務，個人でのやるべき事の多さなどを鑑みると，ちょっとした失敗のために，メンタリング自体が期待通りに進まないことがあるのは当然といえば当然かもしれません．指導者が一線を越えてメンティーのキャリアを危険にさらす場合，本論文の著者らはこれを「メンタリングの失敗・不正行為」と呼んでいます．劣悪な，あるいは非倫理的なメンターは，メンティーのキャ

リアに永久的なダメージを与えてしまう恐れがあります．本論文では，メンターシップの不正行為について 2 つの形態（能動的および受動的）を詳述し，有害なメンター関係で起こりうる 6 つのタイプを提示するとともに，不正行為がどう起こる，あるいは予防するかについてのアドバイスを提供しています．紹介されているメンター側の不正行為は，ハイジャッカー，エクスプロイダー，ポゼッサー，ボトルネック，カントリークラバー，ワールドトラベラーの 6 つのタイプとなります．詳しくはぜひ論文をお読みください．

Chopra V, Vaughn V, Saint S. The Mentoring Guide: Helping Mentors and Mentees Succeed. Ann Arbor, MI: Michigan Publishing Services; 2019.

　本書は，メンターとメンティーのためのリソースであり，それぞれのメンター関係を最大限に活用するための具体的かつ実践的なアドバイスを提供する，さまざまなエピソードやデータをまとめています．メンティーとしてのスタートから，良いメンターであることの重要性まで，本書はよくある落とし穴や課題を取り上げ，長期的かつ生産的で成功するメンタリング関係の構築を支援することを目的としています．

Levy BD, Katz JT, Wolf MA, Sillman JS, Handin RI, Dzau VJ. An initiative in mentoring to promote residents' and faculty members' careers. Acad Med 2004;79:845-50.

　この論文は，多忙なアカデミックレジデンシープログラムの中で，強固なメンタリングプログラムを構築するという問題に対する一つのアプローチについて詳述したもので，有益です．研修医は医師としてのキャリアを形成する重要な時期であるため，自然発生的にメンター関係が構築されることが多いとされます．こうしたメンター関係は，指導医や看護におけるプリセプターと同じように，研修医に貴重なサポートとなりますが，ひとつだけ顕著な違いがあります．彼らにとって求められるメンターは，レジデント・プログラムにおける成績評価とは別のところに存在する人たちです．残念ながら，多くの施設では，このような影で研修医を支えるメンターの努力は（金銭面でも賞賛の両方においても）報われないままです．そこで著者らは，研修医と指導医をマッチングさせるメンタープログラムというのも開始しました．その結果，研修医のメン

タリングニーズの自己評価，効果的なメンターの特徴リスト，プログラム終了後の参加者からのフィードバックが得られるようになりました．結果として，このような正式なメンタープログラムが本当に必要とされることが明示されたとともに，かなりの割合で，メンターが研修医の成長に有用であることがわかりました．最終的にこのプログラムにより，すべての研修医にメンターがつくようになり，メンターとメンティーの交流の仕組みが作られ，教員陣のメンター活動そのものに対する評価も高まりました．

Saint S, Chopra V. Thirty Rules for Healthcare Leaders. Ann Arbor, MI: Michigan Publishing Services; 2019.（邦訳：医療者のためのリーダーシップ 30 の極意，2022，カイ書林）

　本書は，医療現場のリーダーやリーダーになるべき人に向けた役に立つ 30 の極意をまとめたものです．肩書きや経験に関係なく，医療におけるすべての役割を想定しており，時間に追われる医療者向けに設計された各極意の記述は読みやすく，すぐに活用できる実践的なアドバイスとなっています．

10 物語を共有する
The Stories We Share

"あなたの内部の語られない物語に堪えることよりも大きな苦しみはない."

There is no greater agony than bearing an untold story in¬side you.

Maya Angelou＊

＊ 編集部注：マヤ・アンジェロウ　1928 － 2014；米国の活動家，詩人，歌手，女優である．マーティン・ルーサー・キング・ジュニアとともに公民権運動に参加．1993 年，ビル・クリントンのアメリカ合衆国大統領就任式にて自作の詩を朗読した．

　医師と患者のやりとりの方法は，関係性や重要な結果に対して大きな影響を及ぼします．効果的な関係性の構築するためには互いを信頼することと敬意を払うことに重点を置くことが必要です．病院で患者と関係性を築く際に，多くの医師は患者やその家族とこれまでに会ったことがなく，加えて緊張を強いられる状況で面会するため，関係性構築が困難になる場合があります．しかし，早期に良い関係性を築くことは，質の高いケアを提供し，患者の良好な結果を保証するうえで重要です．

　効果的なコミュニケーションを取ることは，患者や医療提供者の双方に多くの好ましい効果がもたらされます．例えば，糖尿病の患者であれば血糖コントロールの向上といった健康改善を享受します[1, 2]．また，患者は医学情報をよりよく思い出し，理解するようになります．さらに，患者は医療従事者への満足感や信頼感を強め，治療計画への遵守度が高まり，健康状態や生活の質全般への満足度が向上します[3-7]．

　医師やその他の医療従事者にとっても，診断の正確性や治療の効果，仕事の満足度，そして患者との深い関係性において改善が見られます[8-12]．

　また，医療費の高額化や医療過誤の訴訟といった望ましくない結果についても効果的なコミュニケーションがあることで軽減されます[2, 8, 13]．

　さらに，医師や医療組織が直面するバーンアウトや頑張りすぎることでの疲

労 (compassion fatigue) といった問題も，人間関係を重視したコミュニケーションによって改善される可能性があります[14].

　これまでの章で述べたような現代医学が抱える課題を考慮すれば，人と人との関係性やコミュニケーションにより多くの時間を割く必要性はますます増しています．典型的な会話の中で，ある指導医はまず対話を重視し，患者の現状に関する理解について尋ねていました．その後，病状や検査結果，治療計画について，専門用語を避けながら簡潔で分かりやすい言葉で説明していました．最後に，患者との間で理解が共有されていることを確認しました．　医師からの特別な配慮を感じた患者は，自らの情報をより詳細に伝えていましたし，推奨された検査や治療計画への参加意欲も高まり，結果的に健康状態が改善しました．

　また，優れた指導医はチームと重要なフィードバックを共有することにも尽力していました．本章では，医療における人間関係中心のコミュニケーションの重要性，効果的なコミュニケーションの要素，共感的な応答の方法，そして患者と医療提供者の間で共有される心と心が深くつながる神聖な瞬間 (Sacred Moment)＊について議論します．本章のゴール，指導医を含むすべての医療従事者が，患者からまだ語られていない真の物語を引き出す力を身につけることです．

＊ 訳者注：Sacred Moment（神聖な瞬間）とは，米国において医療や教育，福祉の現場などでしばしば言及される概念で，人間関係やケアの中で，深い意味や価値を持つ一瞬の交流や出来事を指しています．これらの瞬間は，相手（患者，家族，学生など）との関係性が深まり，特別な感情や理解が共有される特異な時間であるとされています．翻訳者と Sanjay Saint 先生とで行なった我が国での調査でも多くの医療者がその職務の中で上記のような深い関わりを感じる瞬間があることがわかっています．

▎効果的なコミュニケーションの構成要素

　数十年にわたり，人間関係を中心としたコミュニケーションについて多くの議論が行われ，その中でこの型のコミュニケーションを成り立たせるさまざ

な要素が，個々の技術や行動として分化してきました．これらのテクニックは統合され，病院での教育や学習に活用できるコミュニケーションの形式として発展した経緯があります．1999 年には，医療コミュニケーションの専門家が集まり，医療現場におけるコミュニケーションの重要な概念を定式化し明確化しました．その成果は「カラマズー合意声明 Kalamazoo consensus statemen」として知られ，効果的なコミュニケーション技術の枠組みとなっています [15]．この合意以来，さまざまなコミュニケーションの形式が派生してきましたが，結局はほとんどに共通する下記のような特徴があります．

　効果的なコミュニケーションの基本的な構成要素は，病院での典型的な場面で発生する一連の出来事を反映しており，それらは「オープニングスキル (導入)」「病歴聴取と診察のスキル」「クロージングスキル」に分けられます．また，非言語的コミュニケーションや共感を示す振る舞いは，人間関係を築く上で重要な役割を果たします．

■オープニングスキル (導入)

　私たちの質的研究では優れた指導医たちは，一貫してさまざまなオープニングスキルを用いて相手を重んじていることと敬意を伝えていました．例えば，温かく快い挨拶をし，笑顔を見せ，握手をしたりすることで，ポジティブなやりとりの雰囲気を整えていました．また，チームメンバーや自分自身を患者に紹介する際，特に初対面や人数が多い場合には，全員を丁寧に紹介していました*.

＊ 訳者注：ミシガン大学の指導医達は本当にルールでもあるかのように，回診中に初対面の患者さんには短い時間で学生も研修医も自己紹介をして自分が何者であるのかということを伝えていました．それに関して米国医学生たちに聞いてみたことがありますが，多くの学生が「チームの一員として見てもらうためにとても必要で，そしてそれがあることでチームとして貢献したいと感じられる」と述べていました．我々の日本の卒前教育ではあまり見慣れなかった風景ではありますが，自分も最近取り入れるようにしています．

指導医は，患者と話している間に気を散らす要素となるものは最小限に抑えることを徹底していました．ある指導医が患者に「テレビの音を下げてもいいですか？」と尋ねた場面があり，患者が「いいですよ，切っても大丈夫です」と返答すると，指導医は共感を込めてこう答えました．「でも，どの番組を見ていたか探すのは大変ですから，音を小さくするだけにしますね.」

また，18人の指導医の多くは意図的に非医学的な話題を通じて関係性を築こうとしていました．すぐに信頼関係を築くために，医療とは関係のない話題から会話を始めることがありましたが，これは，査読付き論文などでも注目されている手法です [16,17]．例えば，帽子をほめたり，朝食のトレーが空になっているのを見て「今日はあまり食べられなかったのですね」と微笑みながら話しかけたりする場面がありました．また，部屋に飾られた花，患者の家族が着ている犬の写真のTシャツ柄を見つけては「それは飼ってらっしゃる犬ですか？」会話を広げるなど，患者の日常や好みに関心を寄せる姿勢を見せていました．

これらの非医学的な会話は，患者がどのような人で，どのような生活をしているのか，また何を楽しんでいるのかに焦点を当てていました．例えば，ある指導医は患者の手を見て「フェンシングをされるのですか？ぜひシニアレジデントに教えてあげてくださいね」と声をかけていました．また，患者の出身地や職業，退職後のことについて尋ねたり，家族の話題に触れて「ご家族について教えてください．メキシコにお住まいですか？」と親身に会話を進める姿も見られました．

関係性の構築は，患者の個人的な出来事に触れることでさらに深まります．例えば，患者の誕生日を祝う場面では，指導医が「遅れましたが，お誕生日おめでとうございます！お祝いにマフィンをいただいていたと聞きましたよ」と明るく話しかけていました．

▌病歴聴取と診察のスキル

患者と面談する際，優れた指導医たちは，さまざまな病歴聴取や身体診察のテクニックが重要であることを再認識していました．具体的には，オープンエ

ンドクエスチョンで会話を始め，対話を促進し，注意深く傾聴し，最終的に内容をまとめて正確さを確認するというプロセスを実践していました．

　指導医たちは，患者の話を遮ることなく，患者が望むことをすべて自由に共有できるよう努めていました．また，患者の話に真摯に耳を傾け，理解していることを示していました．ある事例では，家族の一人が「患者が処方された薬を受け取っていなかった」と訴えた際，指導医は次のように答えました．

　「お話を伺いました．それは私たちも非常に懸念していることです．ご不安になられている理由はとてもよくわかります．お父さまにとって何が最良であるかを私たちも知りたいです．こうして注意を促していただき，本当に感謝しています．」

　別の場面では，患者が，「下痢が急に便秘に変わった」と話した際，指導医はクスッと笑いながらこう言いました．「腸の動きは，エンジン全開かゼロなんですね．」

　また，患者が，「どうしたらお酒をやめられるか」と相談した際，指導医は，「お酒を飲まないように努力することが大切なようですね．」と答えていました．

　患者との関係性を構築し，親身に接することで，患者は個人的で親密な情報を話すことに対して安心感を持つようになります．指導医は次のように問いかけ，患者の物語や視点を引き出していました．

　「何がイライラの原因なんですか？」

　また，ある場面では，患者とその娘が顔を見合わせているのを見て，指導医は笑いながらこう言いました．

　「お互いを見つめていますね．今は何を考えているんですか？」

　さらに，提案されたケアプランに対する患者の考えを理解すれば，その患者がプランに沿うかどうかの見通しを立てることもできます．

　以下の共感の例をご覧ください．

「娘さんは，周囲の方があなたに望むことを期待しているのだと思います．時には，誰かに手助けしてもらった方が良い場合もあるかもしれません．他の場所で暮らすことを提案されているのだとすれば，あなたはどうお考えですか？」

また，指導医は時に患者の視点を教育的なポイントとして活用することもあります．ある指導医が患者に「もしかして，身体に何が起きていると思いますか？」と尋ねた際，患者はこう答えました．「父が脳卒中の症状で亡くなったので，それが心配です．」
すると指導医はチームに向き直り，こう説明しました．

「皆さん，これは説明に役立つモデルです．患者さんは脳卒中を疑っています．」

その後，指導医は患者にさらに質問し，考えや関心事を評価していました．
指導医はいつも患者に対して尊厳と敬意を持って扱っており，特に身体診察の際にはその姿勢が顕著に現れていました．例えば，ある指導医は，身体診察を行う際に必ずチームメンバーにドアやカーテンを閉めるよう指示していました．また，別の指導医は患者自身に丁寧に説明する場面がありました．その指導医はこう言いました．

「カーテンを閉めさせていただきますね，おなかを診察させてもらっていいですか？．」

クロージングスキル

クロージングスキルは，会話を締めくくり，患者がその日のプランを理解し，次に何をすべきかを評価する機会になります．この場面で重要な要素は，どんな場合でも医学の専門用語を避け，難しい言葉で説明しないことです．多くの状況で，医療チームは医療提供者同士で共通言語を用いていますが，患者の部屋ではその人が臨床医である以外にその言葉が理解されることはまれです．

そのような場合，指導医は常にこう言っていました．

「私たちが話したことを患者さんに伝えますね．」

と患者・家族が聞き慣れない言葉を説明していました．また別の場面では，病室で患者の病態を専門用語で議論していたチームメンバーに向かってある指導医は次のように言いました．

「どうしてそれについてを患者さんやご家族にわかる言葉で説明しないのですか？」

指導医は，患者とプランを話し合った後，次のように長い質問をして確認を行います．

「何かご心配なことはありませんか？今日まだ足りていなことはありませんか？十分暖かいですか？のどが渇いていませんか？」

また，指導医は病院で患者を見舞いに来た家族にも関心を持ちます．

「今日ここにあなたに会いこられた方はどなたですか？」

また次章では，ティーチバックという"患者が自分の言葉で説明することで患者本人の理解度を確認する方法"について詳しく検討することとします．これは，患者が回診中に話し合った内容をどの程度理解しているかを明らかにするための重要なテクニックです．

ある指導医はロールモデルとして患者が日常生活と同様にできるだけ多くのことができるよう努めていました．その一例として，家族が「**患者は自宅では普段車椅子を使用していたのよ**」と話した際，指導医は次のように答えました．「**もちろん，病院でもそのようにしていただいて構いませんよ．**」

また，担当医はチームが入室する前の状態に部屋を戻すことを習慣としています．具体的には，テレビの電源を入れ直したり（または音量を元に戻したり），ベッドのサイドレールを元の位置に戻し，患者の靴下を履かせるといった行動

を取っていました．最後に部屋を出る際，指導医たちは明るく前向きな言葉を
かけていました．

「今日はとても元気そうに見えますね！」
「こんなふうに病院で会うのはこれで最後にしましょうね！」

非言語的コミュニケーション

　医師がどのようにコミュニケーションをとるかは，時に何を伝えるかと同じ
くらい重要です．優れた指導医たちは，やり取りの中で非言語的コミュニケー
ションの様々な方法を採用していました．その一つが"身体の姿勢"です．
例えば，膝をつく，座る，ベッドの端にもたれるといった動作を通じて，自分
を患者の目の高さに合わせていました．また，指導医は肺の聴診中に患者の肩
に手を置いたり，身体診察の合間に患者の手を取って励ますなど，治療に役立
つ接触を自然に行います．
　非言語的コミュニケーションには医師の服装も含まれます．ある指導医は学
習者に対して，きちんとしてプロフェッショナルな服装を心がけるよう明確に
指導しています．多くの学習者は患者と会う際に白衣を着用します．白衣はプ
ロフェッショナルの象徴であり，患者に信頼感と安心感を与えるからです．
　一方で，患者が医師の服装についてどのように感じるかを述べた文献は多数
存在します．そして興味深いことに，患者が好む服装のスタイルは，提供され
るケアの内容，ケアが行われる環境や地理的要因，さらには患者の年齢など，
患者特有の要素によって異なります[18, 19]．一人の医師の服装が全ての患者の
好みを満たすことは難しいかもしれませんが，信頼と敬意を築くことのできる
服装を選ぶことは，良い診療の一部分といえます．

共感

　他人と絆を結ぶ上で，共感を示すことほど力強い方法はおそらくありません．
これまでの章で触れたように，医学生が臨床実習の間に共感が大幅に低下する

ことが文献で示されています [20]．ところが，18人の指導医達は患者に対する優れた共感性を示す技術を実践し，この学習者たちが学年が上がることによる共感性の低下に対して果敢に取り組んでいました．

ある指導医は，病院にいることが患者や家族にとって辛く，苦しく，不安を煽る体験であることを深く理解していました．彼らは言葉を通じて苦痛を和らげようと努めます．これは敬意を込めた形を取り，例えば，ある指導医は家族に対して**「患者さんにはこんなに優しいご家族がいて素晴らしいですね」**と伝えたりなどしていました．また，別の場面では，指導医はケアを通じて家族を励まし支えていました．

ある患者の妻が，夫の左足が弱くなり，体の動きが思うようにいかなくなったことに気づきながら，もっと早く病院に連れて来なかったことに罪悪感を抱いていました．しかし指導医はそれを察知し，彼女の肩に手を置いて優しく言いました．**「あなたが病院にいようがいまいが，これは関係なく起こったことです．」**悲しみに取り乱していた彼女は，指導医のその一言と肩に手を置かれたことで大きな慰めを得た様子でした．しばらくの沈黙の後，指導医はさらに続けました．**「ご主人が私たちの話を聞いて，全てを理解したら，何と言うでしょう．」**目に涙を浮かべながら彼女は答えました．**「全くくたびれたなぁ，と言うと思います．」**

時には，前向きな気持ちや感謝の言葉を伝えるだけで十分だったこともありました．例えば，ある指導医は家族に対して**「緩和ケアチームは，患者さんのケアを今後も続けられることを本当に楽しみにしています」**と伝えていました．また，**「あなたの気分が良くなるよう努力しています．辛抱強く待っていただいてありがとうございます」**といった感謝の言葉をかけることで，患者や家族を安心させました．

▌セイクリッド・モーメント (Sacred moment)

患者と心の深いレベルでの絆が結ばれると，医師は自分の仕事に目的と意味を持つことができます．同様に医師と絆が結ばれると患者にとっては，信頼と

健康アウトカムが増強されます．セイクリッド・モーメント (Sacred moment)，これは心理療法の研究者が詳しく記述している霊的・精神的な現象ですが，患者と医療者が「相互に結ばれていて，超越的で，無限な」感情を経験する出来事とされます [21]．この瞬間は記憶に鮮明に残り，まるで時間が止まったようだと述べられます [22]．それに続いて喜び，平和，そして共感が得られるとされています．すべての気を散らすものが消え去り，その瞬間を感じることができるとされます．これらの時間は，他人との「不意の親しみ」 * からやってくることになりますが，それは「人と人との垣根を越えて最も神秘的なはっきりしないものを明らかにする」のです．実際ある研究者が言っているように「これは医師の特権であり，それにより明確な感情を経験し，価値のない日々から飛びたち価値を見出す」とされています [23]．

---

* 編集部注：Jim Davis. Sudden Intimacies (Jim Davis MD, Page Publishing, 2021)：医学生，インターン，小さな町でのレジデント時代，また救急医になり，そして最後に大学の医師に至るまでの著者が経験した様々な物語を，ユーモアと感動をもって描いた本．

　人間関係に重点を置いたコミュニケーションは，他者の生き生きとした経験を探求し，尊厳，希望，感謝に満ちた関係を築く上でも重要です．また，そのセイクリッドモーメントを共有する環境を創り出す力もあります [24]．セイクリッド・モーメントと専門用語で明確に表現されなくとも，筆者のチームはそのように呼べるかもしれない場面を目撃しましたので紹介します．
　ある指導医と彼女のチームが患者の病室に入りました．この患者はアルコール離脱症候群と薬物中毒を抱え，これまでにもそのために幾度か入院した経験がありました．現在，臨床的には改善が見られている状態でした．チームのメンバーはその患者に挨拶をしました．

指導医：「今日は大勢の仲間が集まりましたね．テレビを消して，聞こえるようにしましょう…今日はどうですか？何か心配事はありませんか？」
患　者：「人生はおっかないよ．だから飲んでしまうんだ.」
指導医：「そうですね．ですが，ここに来るという勇敢な一歩を踏み出したこと，本当に素晴らしいです．私たちの仕事は，この命に関わる問題を乗り

越えてもらう手助けをすることです．以前，軍隊のあの部署にいらっしゃったんですね．あそこにはたくさんの人がいますよね．定期的に精神科医や心理学者に受診していたのですか？」

（ここで，これまでの治療や医療者について患者と話を続けました．）

指導医：「あなたの洞察力は本当に素晴らしいですね．これまでにも同じような経験をお持ちのようですね．禁酒は，それを本当に望む人にしか成し遂げられないものです．」

（指導医は患者の肩に手を置きながら身体診察の一部を実施しました．）

「今日は明らかに震えが減っていますね．私たちの医療チームは，飲酒や薬物使用に悩む多くの患者さんを治療してきました．同じように依存症に苦しむ方々に対して，あなただったらどのようなアドバイスをされますか？」

患　者：（少し考えてから，学習者に向かって）「私にも，他の人たちにも，これがどれほどつらいものなのかを分かって欲しいです．」

指導医：（患者と握手して）「精一杯やりましょう．禁酒を続けていること，素晴らしいです，本当におめでとうございます．最高の瞬間は，これから訪れるはずですよ．」

　次の章では，病室という神聖な空間での指導医による患者へのケアを探求し，共感とコミュニケーションについて話を続けます．ある指導医は，言葉や行動を通して，患者の身体的・精神的なニーズに応え，完全な癒すことを目指しています．このように優れた指導医は，学習者がキャリアを通じて高めていくべき基準というものを示しているのです．

　ある学習者は，その指導医について次のように述べています．

　「先生はいつも患者さんにとても優しく，時間をかけて説明していました．このことが，自分という人間を形成するのにとても役に立ちました．なぜなら，もし目の前で感じなければ，それが重要であるとは必ずしもわからないからです．私はそれを知ることができたのです」．

Main Points

1. 優れた指導医は，基本的なコミュニケーションスキル（オープニング，問診・診察，クロージングスキル）を駆使して，患者とのつながりを形成する．その言葉や行動を通じて，患者やそのご家族とのラポールを築き，神聖な時間を共有する場を作る．
2. 医療以外の話題を交えた会話は，患者との絆を深める手段となる．優れた指導医は，患者の生活体験について積極的に理解を深める努力をする．
3. 身体の姿勢や態度，治療における触診，服装などは，非言語的なコミュニケーションの重要な要素であり，言語的なコミュニケーションと同様に患者 - 医師関係に大きな影響を与える．

■ さらに学びたい人へ

Wolpaw DR, Shapiro D. The virtues of irrelevance.N Engl J Med 2014;370:1283-5.

　現代社会は，多くの側面で，患者と医療者の関係に緊張と不信感をもたらしています．医療システムは医療者に多くの負担を課し，患者と過ごす時間を削減することで，医療者と患者が有意義で人間的なつながりを築くことを難しくしています．New England Journal of Medicine 誌に掲載されたこの記事では，つながりを取り戻す一つの方法として，「無関係性」について述べています．この概念は，世間話のように社会的な交流を築く手段であり，医療従事者が患者について重要な詳細を知るためにも活用できると考えられています．この記事では，患者との無関係な会話を通じて関係を改善する主な方法を 4 つ挙げています．第一に，この行為は，医療提供者が患者を，ユニークで価値ある生活体験を持つ個人として認識していることを伝える役割を果たします．第二に，共有された経験を見つけることで，知識や力の差があっても，より個人的なレベルでつながることが可能になります．第三に，患者に関する具体的な情報を尋ねたり思い出したりすることは，医療提供者が患者に注意を向けていることを示し，多くの患者にとってそれは心地よいと感じられるものです．最後に，このようなアプローチは，医療提供者が患者とのオープンなコミュニケーションを望んでいることを示し，患者満足度の向上に寄与することができます．

Fitzgerald FT. Curiosity. Ann Intern Med 1999;130:70-2.

　以前から，医療従事者の思いやりの欠如は，患者の間で共通の悩みとなってきました．特に一部の医師について，「鈍感で，機械的で，技術主義的で，非人道的な野蛮人」と表現されることがあり，冷淡でよそよそしいという評判があるようです．この問題に対する解決策として，米国の一部の政治家は医学生の学習要件に人文科学の科目を増やすことを提案しました．しかし，患者が本当に望んでいるのは，思いやりのある対応，つまり誰かに気にかけてもらえることです．

　この記事では，次のような重要な問いを投げかけ，答えを探っています：「好奇心は，場合によっては思いやりと同じなのだろうか？」一般的な認識では，医療カリキュラムに人文科学を加えることで，医師はより人間味あふれる存在になれると考えられています．しかし，著者のフィッツジェラルドは「人間らしい人は好奇心が旺盛であり，科学だけでなく人文科学の探求をも選択する」と主張しています．好奇心旺盛な医師は，患者とより長い時間を過ごし，興味と関心を示すことで，より良い医療者となります．これだけでも，患者に対して一定の治療効果を期待できるのです．

　さらに，好奇心は医師がより正確な診断を下す助けとなるだけでなく，患者と有意義で重要な心に残る時間を共有する機会をもたらします．新人医師を指導する際にも優れたアテンディングは，生来の好奇心を持つ学生を見分け，その能力を引き出し，伸ばす手助けをします．好奇心旺盛な医師であることは，患者の健康だけでなく，医師自身の健康も向上させ，さらに医学の芸術と科学の発展に寄与することにつながるのです．

Boissy A, Windover AK, Bokar D, et al. Communication skills training for physicians improves patient satisfaction. J Gen Intern Med 2016;31:755-61.

　医師として，巧みなコミュニケーションの適性を持つことは，患者満足度の向上への重要な道となります．クリーブランドクリニックで行われたこの研究では，コミュニケーションスキルのトレーニングセッションを受けた 1,500人の指導医と，受けなかった約 2,000 人の対照医師が参加しました．この研究では，Cleveland Clinic Center for Excellence in Healthcare Communication が開発した 8 時間の体験型トレーニングセッションが，教

育介入として効果を示していました．その後，患者満足度と医師の健康度という一般的な指標を用いて，トレーニング介入による影響を調査しました．その結果，患者満足度における間接的な改善が見られた一方で，医師の共感性がより強く改善され，バーンアウト症状（感情的疲労，脱人格化，不完全達成感など）が減少することが示されました．これらの研究結果から得られるポイントは，関係性中心のコミュニケーションスキルを中心としたトレーニングプログラムは，患者の転帰を改善し，バーンアウト症状を軽減しながら医師の共感と自己効力感を有意に改善することができるということです．

11 癒しという神聖な行為
The Sacred Act of Healing

"病の治療における最大な誤りは，身体の医師と心の医師がいることだ．この二つは分けられないのに."

The greatest mistake in the treatment of diseases is that there are physicians for the body and physicians for the soul, although the two cannot be separated.

Plato *

---

* 編集部注：プラトン：古代ギリシアの哲学者．ソクラテスの弟子にして，アリストテレスの師に当たる． プラトンの思想は西洋哲学の主要な源流であり，哲学者ホワイトヘッドは「西洋哲学の歴史とはプラトンへの膨大な注釈である」という趣旨のことを述べた．『ソクラテスの弁明』や『国家』等の著作で知られる．

　私たちがこれまでの章で論じてきたように，患者 - 医師関係を守る医療は，米国の医療体制における主要な目標となりました．2001 年の報告書『Crossing the Quality Chasm』において，米 国 医 学 研 究 所（the Institute of Medicine；IOM）は，「医師は個々の患者の好み，必要性，そして価値観を尊重し責任を持つべきであり」，また「患者の価値観はすべての臨床判断を導く指針とならなければならない」と呼びかけました[1]．患者が経験する医療における過程（patient journey）は，注意深く見守られ，記録されるべき重要な転帰であるとされています．そのため，時代遅れの医師中心のモデルは，単なる数値目標ではなく，効果的なケアの基礎とすべきものに置き換えられてきました．事実，医師と良好な関係を築いたときには患者の健康状態は向上します[2,3]．このように，患者と医師との人間関係を中心に置く考え方は，以前から重要視されてきました．

　たとえば，1 世紀前の著名な医師 Francis W. Peabody がのちに影響を与えたエッセイや書籍を執筆した際，しばしば次の言葉を引用しています． 「臨床医の本質的な資質の 1 つは "人" への関心です．患者の診療する最大の秘

訣は，患者のためにケアをすることにあります.」[4] 彼はまた，当時の医学部卒業生（その多くは男性でした）が，患者のケアよりも病気のメカニズムに関心を抱いているということに不満を述べていました.

優れた医師は患者のことを徹底的に知り，その患者に対する知識は高く評価されます．時間，共感，理解は惜しみなく与えられるべきであり，その報酬は個人的な絆の中に見出されます．この絆こそが，医療実践における最大の満足感を形成するのです[4].

絆を形成するためのこの熱心な献身的な姿勢は，研究対象となった 18 人の優れた指導医に共通する核となる特徴です．それは，薬物依存と闘っている患者とのやり取りの後，一人の指導医がチームに対して述べた次のコメントに反映されています.

「患者といる時間が長ければ長いほど，君たちは患者をより深く理解し，患者の中に自分自身を見ることができます.」

別の優れた指導医は，どの医学生にも通じるメッセージとして次のような意見を提言しています.

「患者の部屋は本来神聖な場所です．そしてそこにいることは，私たちの特権です．この特権を意識して享受しない限り，その場に行く意味はありません.」

本章では，これまでのコミュニケーションに関する議論をさらに広げ，指導医がどのように言葉と行動で患者にケアを示し，その過程でロールモデルとしてどのように役立つかをご紹介します．指導医の患者に対する振る舞い，すなわち彼らが「隠れたカリキュラム」の最良の部分をどのように具現化するかによって，学習者がプロとしてのキャリアを通じて模範とすべきベンチマークを見出すことが多々つながるのです.

代表的なやりとり

私たちが目撃した指導医と患者とのそれぞれの出会いは，もちろん独特なも

のでしたが，多くの場合，そのやりとりには明らかに共通点が見られました．
有能な医師と同様に，指導医は病歴聴取や身体診察の技術を効果的に活用し，
患者の症状や病歴を考慮しながら，最終的に向かうべき方向性を判断していま
した．さらに，共感とユーモアを駆使することで，優れた指導医は患者とその
母親の双方と積極的で協力的な関係性を築くことで，患者の家族に関する多く
の情報を引き出すことを容易にしていました．以下は，私たちが目撃した場面
を要約する一例です．

　チームが患者の部屋に入ると，指導医はすぐに患者の母親と会話を始めまし
た．彼らは「子どもは何人いますか？」という話題で盛り上がり，笑いながら
患者が「良い息子」かどうかについて話しはじめました．その後，指導医は患
者の黒ずんだ指の爪を私たちに見せながら説明を始めました．すると患者が，

「足の爪はもっとひどいんですよ．妻は10年も僕の足を見ていないんです」

と冗談を交えつつ話し，最後には実際に足を見せてくれました．

指導医：「いや，そんなに悪くないですよ．でも，湿気の多いところで働いて
　　　　いますか？」
患　者：「仕事は料理人なんです．」
指導医：「それなら足に水がかかることが多いですね．それが原因かもしれま
　　　　せん．物を持ち上げたりしますか？」
患　者：「実は，もうそれができなくなりました．」（続けて，患者は現在どの
　　　　ように働いているかについて話しました）
指導医：（患者に向かって）「昨夜，あなたのことを考えていました．消化器科
　　　　の先生にも診てもらいたいと思います．」

　その後，患者の母親が指導医に「息子はがんではないですか？」と尋ねまし
た．家族の中にがん患者がいたため，心配しているとのことでした．指導医は，
入院中に息子さんが精査のための検査を受けており，がんの兆候は認められて
いないことを説明し，さらに消化器科にコンサルトしている旨を繰り返し伝え
ました．チームが部屋を出ようとしたとき，指導医は戻ってきて，患者の母親
に二言三言囁きました．私たちは，指導医が「息子さんのことをご心配ですね．

私たちがしっかり診ますからご安心ください」と優しく語りかけるのを垣間見ました.

▌準備は道を開く

　「私は朝の寒い中,何が起こるか全く知らないで病院へ行くのが好きでした.」と私たちの指導医の一人は言いました.今,他の 18 人の多くと同じく,彼はチームと会う前に,新患のデータを読みこんでいます.患者の検査値と病歴を知ることで,回診の時間短縮になるだけでなく,心を傾けて患者との交流により集中して,かつ焦点を当てることができるようになります.効果的に準備することで,慌ててその患者の診療内容の詳細を思い出すより,患者の言葉を注意深く聞き取ることができます.

　インタビューした学習者によれば,それにより「患者の発言する微妙な違いを知り,患者の主訴に関連しているかもしれない検査値の異常に気付いていた」のです.さらに優れた指導医たちは,どの患者がより複雑で十分な時間が必要かわかっているので,朝の時間をより効率的に計画することができていました.指導医はまた,勤務時間が制限されていることもあり,患者を丁寧に診ています.

　「私たち指導医は,チーム全体が患者を診る前に,その患者に起こっていることの全体像を把握しておかなければなりません.」とある指導医は説明しました.

　「患者に関する知識を持つ一人のチームメンバーが,すべての質問や電話に対応することは不可能です.」自分の指導医が担当の患者についてとても把握していることに学び手たちは刺激を受けます.

　ある学生は言いました.「他の指導医であったら,患者さんの 10 年前のことまではもうあまり関心がなくて,私たちにカルテを深く調べるように指示しないかもしれません.」

　「私たちの指導医は,患者に何が起きているかを深く知っていて,私たちに同様にすることを促していました.」

患者を守る様々な形

18人の指導医は，大なり小なり自分が学習者のロールモデルであることに気付いていて，それに沿って行動していました．自分をロールモデルの一人として，指導医たちは患者を守るための行動を引き受けます．例えば指導医は，病院内に広がる感染症から患者を守るために直接行動します．すべての患者の診察前後で，状況に応じて，指導医は消毒ジェルを使ったり，石鹸と水で患者の手を洗ったりします．指導医は患者の傷を検査するときは手袋をします．聴診器はアルコール綿で消毒して清潔に保ちます．指導医は，臨床行為の全ての面で，特に患者に正しく，正しいケアを，正しいときに受けることができるように非常に気を配っていました．一人のチームメンバーが新しく印刷された心電図にかかりっきりになったのを見たとき，指導医は議論を止めたのを私たちは見ました．

「まず，この患者のものであることを確認してください．心電図を全部読んで，自分の患者でなかったことがわかったときほど最悪なことはありません．」

とりわけ患者を診察するときには，指導医たちは徹底に共感を示していました．聴診器は使う前には，それを温めてから患者の体を直接聴診しました．
「彼女はいつも正しい方法でそれをします．」と学生の一人は指導医のことを述べました．

「他の指導医はガウンや衣類の上から聴診することもありますが，彼女は教えられた通りにしますので，私たちもそれを見習いたいと思うのです．」

この簡単な行為が診断の正確性を強め患者をさらに助けます．
身体検査では指導医はおのおの自分の個性的なテクニックを持っています．ある元教え子は自分の指導医に対して次のように述べています．

「先生にはたいへんはっきりしたやり方がありました．なぜその患者の肩の痛みはあるのかについて，診断アルゴリズムのどの部分が最とも重要であるか判断していました．」

前の章で述べたように，18人の指導医の多くは，自分が知らないことを認めるのを恥ずかしいとは思っていません．明確な診断がつかないとき，専門家による教育が有益であるとき，あるいは適切な治療法について困っているとき，患者が最善の治療を受けられるようにするために，彼らはサブスペシャリティーの専門科に対してコンサルテーションを依頼します．しかし，とりあえず専門科に相談するといったような画一的なコンサルテーションを目的とはしていません．元学習者は彼の指導医のことを次のように言っていました．

「先生には主体性と責任感がありました．先生は本当に何が起きているかがわかり，本当に専門医が必要なときにコンサルトしますが，これはただコンサルトすることを目的としてそうするのではありませんでした．」

指導医は入院中のあらゆる危険から患者を守りたいと考えます．それを成し遂げる一つの方法は，診断の理由のためと患者の動きを評価するために，できるだけ早くベッドから起こして歩かせることです．

「それは検査や派手な CT スキャンよりずっといいのです．」と元学習者は自分の指導医をまねて言いました．

「患者を部屋の周りを歩かせる，ポールを押し，誰にも見えないようにガウンの後ろを閉め，フォーリーカテーテルが何も引っ張っていないか確認します．これは簡単なこととは言えませんが，私の指導医はいつもそれをしていました．」

18人の優れた指導医達が患者の状態に注目するのは，確固とした診断と臨床的な安定性を求めているだけではありません．彼らは，患者の状態を考えるための新しい方法を常に探し，何も根拠なく見過ごすことはしないことで，患者を守り続けようとします．ある意味で，彼らは起こりうるトラブルを見込んでいて，最悪に備えつつ最良を望んでいました．ある指導医は，チームに患者はインスリンをどこに打っているかを尋ねました．同じ部位に何回も打つのは良くないと指導医は注意しました．神経障害の恐れがあり，薬の半減期を短縮するかもしれないからです．これはチームに学びを与え，患者をケアに参画させるのに役立ちます．

■ベッドサイドでの患者との繋がり

　人間関係中心のケアのおかげで医師と患者双方が重要な利益を得ることができます．医師と患者が繋がっていると感じ，患者が積極的に行動して自分のケアに参加するとき，良いことが起こります．私たちの指導医にとって，良いことはベッドサイドで起こるものです．

　「病室の外で話したり，コンピュータの前で検査値を調べていたりすると，患者とのつながりを失います．」

　ある学習者は指導医の患者の診かたを振り返って言いました．

　「患者さんは私たちが治療している人です．検査値は彼女の検査値であり，これが彼女の今の人生なんです．彼女にとってすべてなのです．だから患者である彼女も議論に加わるべきです．」

　さて，前章で述べた，優れた指導医達がベッドサイドで患者との結びつきを強くする具体的な方法を述べましょう．

■第一印象を作り，医学でない話題で話し合う

　18人の指導医は，すべての患者にさまざまな方法で共感と敬意を示すことで人間関係を育てていました．彼らは患者の病室に入るときは微笑み，出会いを前向きで親しみのある雰囲気を作ろうとしていました．初回は自分と自分のチームメンバーを患者に紹介します．指導医は患者の状況を迅速に把握し，患者の快適さを考慮します．「日差しがまぶしくないですか？」指導医の一人は患者にこう尋ね，窓のブラインドを閉じます．

　例えば別の指導医は，チームが朝の回診中に患者に話しかけて食事のじゃまをしてしまう時にはよくある患者のちょっといら立ちを見逃さずに，関係を正常化していました．患者は，「食べているときに人が集まるのは嫌です．」と言っていましたが，会話の終わりには，「お食事を中断させてくれてありがとうご

ざいます.」と和やかに冗談をいっていました.私たちの指導医は個人に合わせてアプローチを調整して,患者と心地よい言葉による交流を作る方法をいつも見つけにいきます.

別の場面では「こんにちは,ロックスター」と,ある指導医は患者に言いました.「あなたの付けているブレスレットの裏側の話をしてください.」患者は笑って指導医にお気に入りを見せました.指導医は読み上げました.「"愚かになるな."」そして付け加えました.「私たちへの座右の銘ですね」.

指導医の一人は米国内を広く旅してきましたから,患者と会話するときよくどこから来たかを聞きます.それはもしかしたら自分もそこに行ったことがあるかもしれず,その土地のことで話し合えば結びつきが可能になるからです.また彼は軍隊の経験があるので,患者が退役軍人である場合の会話の出だしは,「軍隊ではどの分隊にいましたか?」が有効で,時に指導医達はペットの名前や種類を聞くこともありました.

また患者の人生で一番思い出に残る,誇りに思うときを尋ねることもあります.一人の指導医は私たちに言いました.

「私は患者さんに人として関心を持っていることを示しているだけです.そうすればその効果がわかりますよ.それが良医の極意です.」

優れた指導医が患者との交流を形成するのに用いている実際の振る舞いは,学習者と交流を形成するに用いる同じ行動を反映していたことは特筆すべき点です.身体的・感情的ニーズへ対応し,指導医の共感性は,患者が痛みや悩みを感じているときに特に顕著になります.一例を挙げると,ある指導医は患者の傍にいて,腕を撫で,ゆっくり息をして,痛み止めの薬を飲むように言いました.「とても痛いのにごめんなさい.」こう指導医は何度も言いました.退出するとき,指導医はチームの一人に新しい薬を患者が飲むまで残ってあげるように伝えていました.

インタビューの間,私たちは学習者と,ロールモデルとしての指導医について,そして指導医が患者と創造する特別な関係性について話し合いました.ある学習者は次のように述べています.

「私の経験では，患者さんは自分が適切に治療されているかどうか本当に知らないのです．患者はこの薬がこれこれの理由でその薬よりいいだろうということは知りません．実際，私の指導医は医学的に患者を管理するのが最も得意です．しかし，その先生はまた，患者の感情的なニーズにも応えるという意味で，従来の医師の範囲を超えています．これは非常にまれなことです．それは本当に私が身に付けたいものです.」

患者をたとえとティーチバック*に促す

* 訳者注：医療者が説明したことを，患者に「自分の言葉で」説明してもらうこと

　身体診察の間には，指導医はそのやり方ができるだけ不快でばつが悪いものでないかを確かめようとします．診察のテクニックは徹底していますが，常に優しく有益です．優れた指導医は各患者に次のように言って診察の準備をしていました．「診察をする前にしようとしていることはみんな言いますからね.」
　別の指導医がベッドサイドで身体診察のテクニックを説明して，多くの人がよく理解できるたとえを示しているのを聞きました.

　「今朝，私たちの何人かがあなたの話を聞く予定です．私は反対側に行きますので，両側に一人ずついます．(左側へ)頭を回してもらえますか？あなたの首を見てみたいと思います．これはガソリンの残量計のようなものですよ．ガソリンが空か満タンかがわかるのです.」

　プライバシーのためにベッドの周囲はカーテンで閉められ，検査が終わるとガウンの後ろボタンは丁寧に閉じられます．指導医は特に診察の終了時に患者に触り安心させます．患者の手や肩に手を置くのは結びつきを記す別のしかたです．患者中心に取り組んでいることの一部として，私たちの指導医は患者と情報を共有します．身体検査の後，例えば指導医は患者にチームと身体所見について「仕事上の話」をするが，専門用語の議論の後わかりやすい言葉に翻訳していました.

患者が診断と治療プランを理解しているかを確認するためには指導医は定期的に「ティーチバック」方式に従います．例えば指導医は次のように患者に聞きます．

「私たちが何をしているか言ってください．」または「私たちの方針は何ですか？」「私がきちんと説明したことを確認するために，この会話から何を学んだのか教えていただけますか？」などと言って，効果的な説明の義務を医師に戻すことを提案する指導医もいます [5]．他の指導医は，さらにこの過程に家族や大切にしている人も含めます．

「この会話についてあなたのお姉さんに話すとき，何と伝えますか？」

下記のやりとりで，私たちの一人の指導医は，患者と彼の妻に，処置は足から肺へ血栓が行くのを防ぐことを説明しました．

指導医：バドミントンはしますか？
妻　　：します．
指導医：「私も．きっと勝ちますよ（冗談で）．小さな羽根球があるでしょ？この処置は，思うに，羽根球のようなネットがあって，それが患者さんの体内で，血管の中の血栓を全て捉えるのに使われます．そうすることで，今回のような事態（肺塞栓症）を二度と起こさないようにできるし，気分も良くなるでしょう．彼は一生ワルファリン（抗凝固剤：米国の商品名クマジン）を飲まなければならないので，総合格闘技*で戦ったり，彼の頭に皿を投げつけたりすることはもうできないです．」

会話は続き，指導医は同じ血栓症と診断されたもう一人の家族のことを聞きます．指導医は，この疾患は遺伝性なので，彼らの子どもの小児科医と相談することを勧めていました．

＊　編集部注：総合格闘技；打撃（パンチ，キック），投げ技，固め技（抑込技・関節技，絞技）などの攻撃を駆使して勝敗を競う総合格闘技のクラス

この指導医は，患者にできるだけわかりやすく情報を伝えようとする姿勢を示しただけでなく，ユーモアの使い方や患者の家族への気遣いなども卓越しており，人間関係中心のアプローチの他の要素も示していました．事実，18人の指導医は，患者の状態や予後や最新情報を患者の家族に伝えるために全力を尽くします．

　「彼はいつも家族会議を行ったり，患者の奥さんを呼んで今日は何をしたかとか治療計画を話します．」と元学習者は自分の指導医を振り返りました．

　「先生は，患者の外来担当医とも連絡を取り合い，患者が入院していることを知らせるとともに，大きな進展があったことを常に把握しています．」

目の高さで患者の生きてきた経験を探る

　患者と話をするとき，指導医は目と目で話すために，よく膝をついたり意図的に椅子に座りました（Box11-1）．「そのほうが上から見下ろすより人とはるかに触れ合うことができると思います．」とある指導医は述べます．さらに続けて，「病気になったときに，誰かがあなたの上から見下ろし何かを言うというのは，恐ろしい力関係ですよね．」

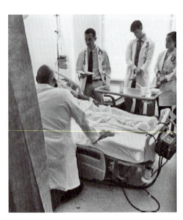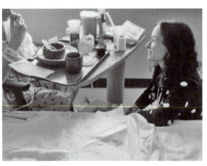

Box11-1　患者のベッドサイドで膝をつく指導医

別の指導医はベッドサイドで膝をついて会話をすることは患者に一つのメッセージを送ることだと言いました.

「床に膝をつくのは不快だと思いますか？まったくそのとおり！痛い. メッセージのポイントは？ それは私たちが患者を威張り散らしているわけではないということを思い出してもらうためです」と彼は語りました.

「病室は，ここは患者さんのための場所なんです.」

患者との会話では指導医は静かにゆっくり話します. そして辛抱強く注意深く聞きます. ある元学習者は自分の指導医を次のように描写しました.

「患者さんが何百万もの意味のないことを言っているときでさえ，患者の言うことすべてを座って聞いていました.」

医師は患者の言うことを聞いて，たくさん学ぶことができます. 医師は，現在の状態と治療に光を当てる患者と家族の病歴の全ての側面を学びます. 医師はまた，患者の個性を知ることもできますが，そのことでより強い絆を作ることに繋がります.
　一例として，ある指導医が，開胸手術を受けたばかりで，痛み止めの薬を飲みたがらない患者に対して，知識を応用していました.

「誰かがあなたの胸骨をのこぎりで切ったんです！あなたは痛み止めが必要，でも大丈夫なんですね. 薬を飲むとその後のリハビリをするのも楽になりますから.」

その後患者は薬を飲みだしました.
　患者の生活を詳しく知ることは，退院する際や通院の再開などの計画を立てるのに重要です. 下記はある学習者の話です.

「非常に重症の患者がいました. そして私たちの指導医は患者の妻が同じ町の別の病院に入院しているのを知りました. すぐに先生は患者が家に帰ったと

きに起こる問題について言及しだしました．誰がその患者を看るのだろうと．そこで私たちは病院のソーシャルワーカーとケアマネージャーのその別の病院のソーシャルワーカーと連携して話して問題解決をするように働きかけました.」

　優れた指導医は，患者が入院するやいなや退院について考え始めます．学習者達は，自分の指導医が早期に外来の焦点を当てるしかたを次のように描写しました.

　「先生は，いつも既にプランを持っているようでした．'おお，ところでこの患者が退院するときは，これとこれと，これが必要ですから．今から始めておいてね.'と」

　指導医の外来での焦点は，医療のケアを越えて患者の経済的ニーズにまで広がります．私たちは，ある指導医のチームで次のような会話を聞きました.

　「昨日の緩和ケアの会話の目的は何だったの？患者の保険を検討するためです．彼女はメディケイドに加入しているので，緩和ケアの量に影響するかもしれません.」

　チームが回診中に患者の部屋を出る際にもこの18人の指導医達は注意をはらっていました．身体診察の後，一人の指導医がチームに言いました.

　「オーケー，患者さんをベッドに戻しましょう，そうすれば彼女はもっと快適ですから.」

　そして別の指導医は次のように言いました.

　「入ったときあなたが部屋をどうしておいたか確かめておきましょう．患者が明かりを消していたら,消しましょう．ベッドレールの手入れをしましょう.（下げていた）テレビの音は再び調整しましょう.」

ある指導医は次の親切な行為をとくに強調しました.

「たしかあの映画を見ていましたね？それでは元に戻しましょう.」

指導医はまた患者に心地よい, 明るいお別れの言葉をかけます.

「あなたに会えてよかったです.」「またお会いしましょう」「良い1日を」.

　次の章では, COVID-19パンデミックや他の危機によってもたらされた患者 - 医療者関係への本質的な課題を述べます. この間, 人間関係を中心としたコミュニケーションの実践（身体的な接触や患者の目の高さで膝をつくなど）の多くは中止せざるを得なくなりましたが, 私たちは現地の経験や研究から, 指導医がどのように難局を乗り切り, どのように模範となるような指導を続けたかについてその方法を学んでいきます.

▌Main Points

1. 優れた指導医は, 尊敬, 共感, 尊厳をもって患者に接する. たとえ短い時間であっても, 患者を良く知り, 信頼関係を築くことを優先する. このような関係を築き上げて初めて病院内外で患者中心のケアを計画することができる.

2. 優れた指導医は, 患者に対して, 自分が何を考え, どのように治療に取り組んでいるかを, 平易な言葉で, 例え話を交えて説明する時間を持つ. また患者と同じ視線で話せるように, 座ったり, 膝をついた姿勢をとることもある.

3. 優れた指導医は, 患者の病院外での生活を念頭に置き, 退院の計画を早めに立て, 患者の社会的・経済的ニーズに配慮している.

■ さらに学びたい人へ

Collier KM, James CA, Saint S, Howell JD. Is it time to more fully address teaching religion and spirituality in medicine? Ann Intern Med 2020;172:817-8.

　Annals of Internal Medicine 誌の Ideas and Opinions は，医療におけるスピリチュアリティと宗教の見解の歴史を簡単に説明し，信仰をケアに取り入れたいという患者の願望を取り上げたものです．著者らは，科学的モデルが形成され，信仰がその外に置かれるようになると，科学的に測定できないものにはほとんど余裕がなくなってきたと論じています．学習者の「曖昧さへの慣れ」は，多くの協会の勧告や教育ガイドラインの基準となっている．しかし，学生は，指導者がスピリチュアル・ヒストリーを議論する（あるいは議論しない）のを見て，手本から学ぶ．著者らは，スピリチュアル・ヒストリーを，以前は「タブー」であったセクシャル・ヒストリーと並列させ，患者中心のケアを提供するために患者の信念を議論することを促しています．

Mullan F. A founder of quality assessment encounters a troubled system firsthand. Health Aff 2001;20:137-41.

　医師，学者，詩人として活躍した Avedis Donabedian が，亡くなる直前に Fitzhugh Mullan にインタビューされた記事です．その内容は，Donabedian が患者であることを振り返り，自分が受けた治療の質について個人的に感じていたこと，日々の治療管理に対する信頼感などであった．近年，医療の商業化が急速に進んでいることについてどう思うか，という質問に対して，Donabedian は「最終的には，秘密の品質は愛です．患者を愛し，職業を愛し，神を愛することです．愛があれば，あとは逆算してシステムを監視し，改善することができるのです．

Peabody FW. The care of the patient. JAMA 1927;88:877-82.

　このエッセイの中でピーボディは，医学部での訓練期間だけでは熟練した医療者になれないことを強調している．医学は学ぶべき職業ではなく，入門すべき職業であり，継続的な学習と患者をケアする長期の経験が必要な職業であることを強調しています．Peabody は，医療の個別化の重要性，入院が非人間的な経験であることの認識，症状の原因が診断できない患者のケアという 3

つの主要なトピックを取り上げています.

Hartzband P, Groopman J. Keeping the patient in the equation: Humanism and health care reform. N Engl J Med 2009;361:554-5.

　この記事では，ここ数十年の間に生まれた2つの運動，すなわち医療ヒューマニズムとエビデンスに基づく診療について論じています．両者とも患者ケアの向上を目指しているが，その達成のためのアプローチは異なる．ヒューマニズムは，患者を一人の人間として理解し，個人の価値観，目標，嗜好に焦点を当てることを目的とし，一方，エビデンスに基づく診療は，データと臨床指針を用いて手順や治療法を標準化し，より強固な科学的基盤の上に医療を置くことを目指しています．この2つの運動が直面する可能性のある障害と，互いに対立するのではなく，むしろ融合する可能性を指摘しています.

12 危機の中のケア
Caring During Crisis

"危機的状況は改善のチャンスだ."

A crisis is an opportunity riding a dangerous wind.

Chinese proverb*

---

* 編集部注：中国のことわざ：困難はあっても，こうした危機は組織にとって改善する好機であるという譬え.

　2020年3月，米国で重症急性呼吸器症候群 coronavirus-2 (SARS-CoV2)，COVID-19 として知られる最初の患者が診断されました．この新型ウイルスによるパンデミックは今世紀の最も大規模な世界の公衆衛生上最大の危機となりました．それ以後医療の基盤はケアを求める膨大な患者を収容するために，患者や医療施設にもたらされた計り知れない歪みによって極めて重大な変化を強いられました．医療のリーダー，管理者，臨床医，施設の専門家，物流業者，その他数えきれない他の職種が，できるだけ多くの患者をできるだけ安全にケアするために，目標を急いで広げて調整し提携しました．新しい入院病棟も建設されました．そこでは，個人用保護具（PPE）や人工呼吸器が配備され，最も必要な患者に優先的に用いられました．医療従事者は進んで申し出るか，異なる病棟で働くように入れ替えられながら凌ぎました．そして彼らは新しいケアの手順の情報を，時には時間単位で頻繁に，インターネットから受け取りました．これらの急速に変化する環境，最新の知識，そしてプロセスのために，誰もが計り知れない柔軟性，適応力，そしてたゆまぬ変化を取り込む必要性がありました．そしてこれはもちろん教育者である指導医も同様でした．

注意点：18人の優れた指導医への私たちの質的研究チームによる観察やインタビューは COVID-19 パンデミックの間も他の周知の自然の危機の間も一つも行われませんでした．これまで述べた指導医の観察，逸話，

そして事例は，パンデミックの間には誰にも必要とされた甚大な変化は反映されていません．これまで述べた多くのテクニックや行動は，致命的なウイルスからの感染リスクを減らすために調整しなければなりませんでした．ゆえに，この章では18人の指導医から話を聞くことができません．その代わり，これまで効果的な教育について述べてきた趣旨から方向を少し変えて，パンデミックの時期に私たちが行った指導医や医療システムのリーダー教育や，地域医療の経験や戦略，さらにエチケットに基づいた医療を提供する必要性や，患者や学習者にとって論理的でかつ実際の現場に基づいた教育手法について言及します．

　2008年にMichael Khanは患者との交流の間にケアを示すために考えるべきエチケットに基づいた医療の6つの根本原則を記述しました[1]．本書のこれまでの章を通じて，読者は，模範的な指導医がエチケットに基づいた医療を実践し，チームメンバーの模範となるような行動をとっている例を数え切れないほど見てきました．では，COVID-19パンデミックによって，その行動はどう継続または変化したのでしょうか？パンデミック時に他の疾患で入院した場合，ほとんどの患者が経験する避けようのない本質的な不確実性，不安，危険性に対して，これまでと変わらない同じ基本理念と原則が適用されていましたし，実際にはさらに重要であることを，私たちの施設の指導医達は認識していました．

　彼らはより模範となる振る舞いを行うことでリーダーシップを示していました．入院患者の部屋に入る前に，許可を得る（たとえば，「今，話してもいいですか」など），敬意を表し続けました．患者が病室で事実上診察を受けているにもかかわらず，指導医はこの一言入れてから会話を始めました．また，病棟への面会が制限されているため，患者の最愛の人との近況の会話でさえ，電話やバーチャル・ビデオを用いて行われることが多くなりました．重要な会話に入る前に，相手に許可を求めること，そして重要なことに，相手がいつでも重要な内容を話し合える状態にあるとは思い込まないことでした．

　入院患者は複数の医療チームメンバー，ほんの数例を挙げれば医師，看護師，理学療法士，ソーシャルワーカー，医療技術者，栄養士などからケアを受けま

した. とくに COVID-19 パンデミックの間はフェイスマスクや他の個人用保護具（PPE）が使用されたので，チームメンバーを写真付きの紙で紹介することは有用でした. 患者が自分をケアしてくれる人の顔全体を見たことがないということは，想像できますし，ありえました. 実際に，チームメンバーの中ですら，お互いの顔を一度も見たことがない人もいました. この問題を軽減するためには，私たちの部門では，チームの「フェイスシート」を作り，この不確実な時代に常に病院にいることは難しいと考えて，短い文章を添えて，各チームメンバーの顔写真，名前，それに役割を掲載しました（Box12.1）この小さなしかし影響力のある試みは患者と医療職の結びつきをより強固にする方法でした.

COVID-19 の感染を避けるために，以前は多くの文化の挨拶と別れの礎だった握手ですが，他の敬意の表現へと置き換えなければなりませんでした. 挨拶としてのその価値を再確認したことから，米国の指導医は代わりに手を振ったり，お辞儀をしたり，ナマステの挨拶＊に換えました.

＊ 編集部注：ナマステ (サンスクリット語 namaste) は，インドやネパールで交わされる挨拶の言葉である. 会ったときだけでなく，別れの挨拶もナマステである.

そして，患者，家族は医療者がフェイスマスクを付けていると顔や感情の手がかりを読み取る時間がないので，笑顔と共に親切心を示す言葉を補うことが行われました [2].

目線の高さによって患者が指導医から集中して観察されているということの価値は，医学文献に既に記載されているものであり，誇張ではありません [3]. 患者は，医師が目線を合わせて座っているときのほうが医師が立っているときと比べて（たとえ実際の時間は同じでも）より多くの時間を自分に使ってくれていると快適に感じ，認識することさえあるのです. 私たちの病院も含めて多くの病院は折りたたみ椅子や感染予防シートを準備し，その上に医師や他の医療職のチームメンバーは座ることで微生物の感染リスクの増加なしに，この大切な行為を確かめることができ，継続していました.

再度，チームに自分の役割を説明する自己紹介は，白衣を覆うガウンであったり，顔の特徴を曖昧にするような個人用保護具（PPE）によって難しくな

りました．そのために，上記のチームメンバーの紹介文を載せた顔写真一覧シートの例は，患者がチームメンバーをより安心し，チームでの役割をよく思い出すのに役立っていました．そのような行いを私たちは，患者との初対面のときだけでなく，日常的に指導医が自己紹介をし，患者に自分の役割を再確認して伝えているのを幾度も目撃していました．

退役軍人の皆さま

　現在は全ての人にとっての危機です．お手元のあなたの健康のケアに当たる人たちをお知らせしたいと思います．顔が見えないとご自分が結びつけられていると感じるのは難しいと思います．そこで，私たちがマスクや防護用具を付けていないと私たちがどんな人か知りたいと思うだろうと考えました．

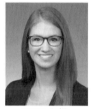
Uttal 医師
監督医

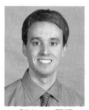
O'Hayer 医師
後期レジデント

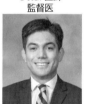
Caceres 医師
インターン

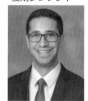
Yousif 医師
インターン

Travis Little
Licensed Master Social Worker（LMSW）
ソーシャルワーカー

Diane Komesher
Doctor of Pharmacy
（Pharm D）
薬剤師

Box 12-1　チームメンバーの名前や役割を示して患者に提供するチーム「フェイスシート」

パンデミックの前と変わらず，指導医たちは患者に，病院にいることをどう感じるか尋ね続けていました．しかし，COVID-19の渦中では，多くの患者にとって病院は恐ろしく，異質で，孤立した場所であるという新しい認識を指導医達は持ちながら患者との会話に臨みました．不安，恐れ，葛藤，イライラに共感の心をもって応えることは患者と医師の絆を築くためにさらに重要となりました．物理的距離を取ったり，個人用保護具（PPE）を着用すると，効果的なコミュニケーションを成り立たせるのには複数の困難が生まれました．対面の会話では，距離やフェイスマスクがあるだけですべてのタイプのコミュニケーションに新たな障壁が生まれました[4]．私たちの指導医が使った試みの一つは，透明なプラチックで口元が見えるフェイスマスクを取り入れてみることでした．このおかげで，患者は医師からの表現，共感的な返事，目に見えやすい感情の変化をよりよく認識することができました．

指導医は患者の難聴などの感覚障害を調べ，必要な患者には視力や聴力を高める補助具を備えました．指導医ははっきりと話すようにし，話の声量を上げることで，フェイスマスクでできてしまった障壁を乗り越えるために言葉を明確に発音しました．家族と医療者は面会制限のために電話やビデオ越しにより頻繁に行わなければなりません．多くの人は，このため本来の個性が失われてしまい，意図的に共感的な言い方で話しかける必要がありました． 危機の時代の間，教育者としての指導医の重要な役割は，患者・家族との効果的なコミュニケーションのモデルとなることであったのは明らかです．

また，明確にしたいのは，このスキルがチームメンバーとのやりとりにおいてしばしば影響を受ける点です．多くの指導医は，パンデミックの時期に自分の役割が教育的な指導者という存在から支援者へと移行していることに気付きました．患者や家族が感じている苦労，不安，苛立ちは，明確であれ曖昧であれ，学習者や医療チームが表現する感情と一致することが多かったのです．指導医は，チームに対して同じ原則とアプローチを用いるようにしました．そもそも医療者としての我々の存在意義を問い続け，学習者に対しては，個人の健康，セルフケア，安全，そしてウェルビーイングの重要性を強調しました．また，水面下で起こっているかもしれない感情の変化を認識し，謙虚さと協力的な姿勢を示し続けました．

「学習者は一人ではない，誰もが共に闘っているのだ」と指導医は伝えました．

パンデミックの時期に指導医はもはやチームの先頭に立つ存在ではなく，学習者と並んで共に歩む存在として振る舞い，時には自分の弱点を見せることもありました．指導医は学習者の最近始めた趣味や新しい活動についてよく雑談しました．これは，チーム全体が身体的，精神的，感情的，そして霊的に健康であるかを話し合う一つの良い方法でした．さらにシステムの維持という視点から，指導医や医療システムのリーダーたちは，学習者を支援するためにマズローの欲求階層説*の核心的な要素を積極的に取り入れていました．

---

* 編集部注：マズローの欲求階層説；人間の欲求は 5 つの段階に分類されるという考え方．　マーケティングの分野では消費者ニーズを分類する際に活用することが多い．　マズローの欲求階層説（欲求ピラミッド，欲求 5 段階説）は，米国の心理学者 A・マズローが発表した学説である．

彼らは，学習者が利用できる物理的なスペースが，チームを COVID-19 感染の危険にさらすことなく作業できることを確認しました．指導医や院内のリーダーたちは，学習者の努力を認め，評価し，また学習者のストレス要因をひとつずつ減らすために，定期的に昼食を提供するよう努めることが多くありました．指導医とリーダーは，適切な個人用保護具（PPE）を提供し，感染を避けて個人の安全を促しました．そして誰かが感染したときは復帰するのを心地よく待ち望むか，あるいは規定の療養期間が経過するまで，すぐに彼らは休養と回復を勧めました．家族と頻繁に顔を合わせるようになったことで，パンデミック以前よりも責任が重くなったという事実を認識し，指導医達は自らオーダーを出したり，メモを書いたり，家族に連絡を取ったり，外来患者とのケアを調整したりと，従来の指導医の役割から離れた役割をも担い奔走しました．これらの全ての方法や取り組みで指導医は，学習者が目下の大きなストレスと過労を幾分でも和らげることができるように支援を続けてきたわけです．

これまで私たちは 18 人の優れた指導医達等の詳細な観察とインタビューの質的分析の結果を報告してきましたが，読者の皆さんも彼らの偉大な足跡をたどることに魅せられたと思います．次の最終章では，私たちは趣向を変えます．私たちの最も重要な発見を明日からの役に立つ行動目標としてまとめ直します．みなさまが，この直接的に簡易化された項目を再度確認することで，指導医としての自分のキャリアの発展に重要なことを感じていただければ幸いです．

Main Points

1. COVID-19 のプロトコルから距離を置き，対面での交流が減ったにもかかわらず，患者さんと敬意をもってコミュニケーションをとるために，意図的な代替行動がとられた．医療従事者は，この時期に患者さんであることのユニークな難しさを認識した．
2. 指導医は，チームの先頭に立つのではなく，学習者とともに自分を位置づけていた．　彼らは，弱さを見せ，恐れや懸念を認めることで，真の「チーム」メンタリティを植え付けた．
3. 指導医は，学習者をサポートし，チームのメンバーのストレスレベルを下げるために，従来の役割以外の仕事を引き受けることがあった．

■ さらに学びたい人へ

Houchens N, Tipirneni R. Compassionate communication amid the COVID-19 pandemic. J Hosp Med 2020;15:437-9.

　2020 年 6 月からの本誌の「視点」では，COVID-19 の際にコミュニケーションの障壁から生じた課題と，質の高いケアを提供するために患者さんとつながることで克服する機会を取り上げています．著者らは，思いやりのあるコミュニケーションを確保するために注目すべき 3 つのグループ，すなわち患者さん，家族および介護者，医療チームについて簡潔にまとめて紹介しています．各グループについて，COVID-19 パンデミック時にすべての人を守るために課された制限にもかかわらず，思いやりのあるケアを提供し続けることができるように，障壁を克服するのに役立つ 4 ～ 5 つの戦略を明らかにしています．

Arora VM, Chivu M, Schram A, Meltzer D. Implementing physical distancing in the hospital: A key strategy to prevent nosocomial transmission of COVID-19. J Hosp Med 2020;15:290-1.

　2020 年 4 月に発表された COVID-19 の予防対策に関するこの超初期の研究では，今や誰もが知っている概念である「物理的距離感」を検証しています．COVID-19 が世界中に広まる以前は，多くの人にとって比較的馴染みの

ない概念でしたが，著者らは，シカゴ大学医療センターで実施されたものに基づく具体的な戦略を示すことで，病院内でのウイルス感染を減らすこの単純な戦略を強調しています．その中には，ミーティング，回診，サインアウトをバーチャルにすること，病院内の人々が安全にパソコンで作業できるスペースやコールルームのスペースを確保することなど，物理的距離を置くために不可欠な要素が多く含まれていました．

Edigin E, Eseaton PO, Shaka H, Ojemolon PE, Asemota IR, Akuna E. Impact of COVID-19 pandemic on medical postgraduate training in the United States. Med Educ Online 2020;25:1774318.

　COVID-19 が医学教育に与えた影響についていち早く考察したこの 2020 年 6 月号では，パンデミックが教育や医療に与えた直接的な影響について論じています．米国医科大学協会（AAMC）は，従来の役割を継続した場合，すべての医学生の安全を確保することは不可能と判断し，臨床クラークシップから外し，レジデントとフェローは臨床業務を継続した．外来診療が電話やビデオ通話を利用したバーチャルケアモデルに移行するにつれ，患者さん数や疾患プロセスの多様性は著しく低下しました．同様に，生命を脅かさない健康状態であれば，病院の入院患者さんとなるはずだった人々の治療を遅らせたことで，医学学習者が多くのスキルを実践する機会が減少しました．さらに，多くの組織が COVID-19 への対応を強化するために研修生を利用しました．研究会の中止，その年に米国の研修医プログラムに合格していた外国人医学部卒業生の渡航に関する質問，大学院の募集プロセスの混乱など，国や世界が COVID に適応する全く見知らぬ世界に対応するための懸念がありました．

Fihn SD. COVID-19: Back to the future. JAMA Intern Med 2020;180:1149-50.

　2020 年 7 月からのこの「視点」は，準備の整っていない米国の医療システムに COVID-19 が押し寄せたことにより，「通常」の医療に多くの混乱が生じたことを検証しています．COVID-19 患者さんを治療するための専門病院のスペースの再利用から，日々の運営上のリーダーシップの変化まで，この作品は，このパンデミックが医療界にもたらしたポジティブな効果について，緊急でありながら希望に満ちた見解を示しています．

13 Putting It All Together

まとめ

"星へと飛んで行きたいという願いは大志だ．しかし人の心に届きたいという願いは叡智だ．"
The desire to reach for the stars is ambitious. The desire to reach hearts is wise.

Maya Angelou *

---

* 編集部注：マヤ・アンジェロウ；1928 − 2014；2022 年から 2025 年の間，アメリカ造幣局は「American Women Quarters Program」の一環として，アメリカ史上偉大な女性たちの肖像を描いた 25 セント硬貨を発行する．その第一弾として，黒人女性作家，詩人，公民権運動活動家，そして歌手のマヤ・アンジェロウ硬貨が誕生した．彼女は 2014 年に 86 歳で他界した．

　指導医はいつも重い責任に堪えてきました．彼らは，自分の学習者の臨床スキルと知識の質，そして患者のすべての次の世代が受け取る医療のレベルに責任を持っています．彼らは無数の困難に直面しています．例を挙げると，学習者の労働時間の制限のためチームと一緒に過ごす時間が減少してしまうこと，入院期間の短縮のために患者と共有する時間が短かくなること，細分化された医療専門家による縦割のチーム，管理と資料に求める条件の増加，バーンアウトの増加，社会的不平等の認識の増大，拡大し続ける知識の基盤，COVID-19 のような医療の危機，より複雑になった患者人口です．けれども，これらの困難にもかかわらず，指導医は知識と思いやりの砦として新世代を鼓舞し能力を向けます．私たちは 18 人の優れた指導医の研究で，彼らのそれぞれの奇跡を起こして，今日の指導医がこれらの注目すべき環境をどのように対応しているかを捉えようとしました．これらのすばらしい指導医の教育的，臨床的，かつ人間的な詳細で多くの視点を持った方法は，実際的で，行動的なアドバイスを内科医や研修中の医師に宝となるでしょう．この終章で，私たちはそのアドバイスをまとめ，18 人の最も重要な戦略，態度そして診療を眺めていきましょう．

安全で協力的な学習環境

　質の高い臨床教育は，権威主義的ではなく協力的で，競争的ではなく協調的です．多様な視点があり，学習環境が不安を起こしたり自分を卑しめるのではなく，安全で歓迎してくれて協力的であるとき，学習者は安心してより高い達成にまで到達します．教育指導医は，この種の環境を下記の方法で創造することができます．

■ 個人的なつながりを築き信頼を構築しましょう

　チームメンバーに敬意を持って話しかけ，呼びましょう．そして彼らと友だちになりましょう．チームメンバーがあなたにとって個人的に心地よいと，回診で彼らは安全で心地よいと感じます．可能ならいつでも，教育のポイントを個人的な学習者の興味に狙いを定めましょう．高い，しかし到達可能な期待を設けて学習者を前向きにサポートしましょう．学習者が患者の診察において自立して判断できるように適度に支持し，見守り，認めていくとよいでしょう．

■ 多様性を認めましょう

　歴史的に疎外されたマイノリティーたちは，単に自分であるということのためにすら多くの困難に直面します．この困難例を挙げれば，差別，無意識の偏見そしてハラスメントです．

　また多くの人はインポスター症候群に取り組みます．これらの困難は，医療の人々に広まりやすく悪影響をもたらしますので，認識しましょう．思いやり，理解，優しさをもって互いを支え合いながら，女性や，医学界で十分に認められていないマイノリティ，その他のグループが，このような問題に対処するために用いるさまざまな戦略を理解することに努めましょう．

■ 学習者になりましょう

　自身をリーダーではなく，チームの一員として身を置きましょう．チームメンバーに，一人のコーチとして，自分は彼らと同じ生涯学習者であると示しましょう．自分を利用できるようにして（時にこれは他の責任を後回しにすることを意味しますが），チームメンバーを助け，彼らと一緒に学ぶことを熱望していることを示していきましょう．自制心を持ち，自分の進歩を観察し，自分自身の臨床

や教育のスキル向上をするように努めましょう．William Osler は言いました．「医学は不確実性に基づく科学であり，確率に基づく技（わざ）である．」可能だと思う人は，自分が間違っているとき，知らないときがあることを認め，自分の医療ミスや知識のギャップを共有することで謙虚さを示すことを考えましょう．

■ 温かさと熱意を発散しましょう

あなたのコミュニケーションによって温かい，喜んで受け入れられる環境を作りましょう．学習者のプレゼンテーションを遮らないで，気前よくほめてやり，友だちのようになりましょう．医療チームの全員と敬意を持って協力し合い，隠れたカリキュラムの積極的な模範を示しましょう．患者をケアし環境を改善することが楽しいということを露わに示して例示しましょう．　ユーモアを交え，笑顔で，あなたのケアを迎える人々に関心を持っていることを示しましょう．

■ 交流を保ち，積極的にフィードバックしましょう

非難の応酬ではなく，まず起こるかもしれない間違いを探し，間違いを学習の機会に捉えなおしましょう．「はい，そして ......」というような即興的なスキルを使って，学習者の提案を土台にし，会話や思考プロセスをやさしく方向転換したり誘導したりしながらサポートを示しましょう．優しさのない正直さは残酷です：つまりフィードバックは指導医の役割の不可欠な部分ですが，優しさを持って（重要な場合は個人的に）修正されたフィードバックを提供し，自分もかつては学習者であったことを思い出すことが重要です．

■ 導き助言しましょう

リーダーシップがチームの結果に及ぼす影響と，メンターやスポンサーが医師のキャリアの案内に果たす役割が及ぼす影響を認識しましょう．他人を指導する際には，ジェンダーの台本や原型を避け，相互学習を促進し，社会的資本の量が異なるかもしれないメンティーを支援することで，自分が望む変化になるよう努力しましょう．伝統的なメンター，コーチ，スポンサー，コネクターとしての役割を考え，具体的な役割はしばしばメンティーの明示したニーズや目標に依存することに留意しましょう．人間関係を積極的に強めるために他人をメンタリングするときはマインドフルネスを応用しましょう．若い世代の人のメンターになるときは，改革，目的，自立，ネットワークを旨とし，惰性，

多忙，孤立，そして厳しい階層制度を避けましょう．

回診での教育

　時間の制約や他の責任を考慮して，優れた指導医はチームに対して注意深く準備してすべての時間を最大限に利用しようとします．彼らは，特定の回診の形式を選び適応し，全てのチームメンバーを参加させ，学習者の考え方を評価し，かつ臨床推論の重要なスキルを育てる質問をします．彼らは，避けられない予期せぬ困難にも対応できるよう柔軟性を保ちながら，これらすべてをこなしています．

■ 回診の形式と構成を考えましょう

　チームの効率を最大化するために，1日のうちで重要な時間帯に合わせた指導を行いましょう．これは，長い講話ではなく，短い知恵のパールを促進するという形をとることが多いです．経験則の一つは，「一日に一人の患者について一つの教育ポイントを教える」です．あらゆる機会をとらえて，患者の病室間を歩いているときでさえ，チームに教えましょう．学習者の思考過程が最も響き渡る口頭の患者プレゼンテーションの異なる形式を考えましょう．中断や注意散漫が起こるので，回診の形式や構成は柔軟にしておきましょう．

■ 効果的な質問を効果的に尋ねましょう

　各々の学習レベルを狙った質問をして，すべてのチームメンバーを招きましょう．理解度を探り，学習者の学習意欲を維持するために質問を投げかけます．これはしばしば，適度な不安という形をとりますが，最高のパフォーマンスを達成するためには重要な状態です．すべての質問の型は効果的ですが，学習者に自分の思考プロセスを，一歩一歩説明することを促すオープンエンドクエスチョンはとりわけ役立ちます．事実と事実らしきもの満載のレクチャーは避けましょう．「もしならば」という仮定の質問をして学習者にすべての起こりうる結果を予想させ準備させましょう．ソクラテス法質問，つまり前の質問のあとに続く質問を関連させる質問，を取り入れて，精神のつながりを作り，学習者がより豊かな理解に到達するのを助けましょう．学習者が取り組んでいる質問に単に答を与えるという誘惑は避けましょう．

■ 臨床推論を促進し，ロールモデルを示しましょう

あなた自身の決定の根拠を言語化し明らかにしましょう．そのことで，学習者はもっと経験があり異なる視点を持つ医師の思考を理解できるようになります．学習者が事実や数字を暗記する必要性をなくし，簡素化するために，患者の状態に応じたフレームワークの使用を明示的に奨励しましょう．患者ケアの決定と学術文献の解釈の両方において，批判的な分析と結論への疑問を奨励しましょう．

■ チームを広げましょう

医療チームの全員をディスカッションに巻き込みましょう．全員に敬意を表し，全員の思いと方向を患者のケアプランで探りましょう．看護師，薬剤師，ソーシャルワーカー，栄養士，理学療法士，そして他の多くが専門知識とユニークな考えを患者に提供することができます．これらの専門家の名前を挙げ，学習者や患者にとっての重要性を強調することで，これらの専門家が患者ケアにもたらす価値を示しましょう．

■ 予測していないことに適応しましょう

COVID-19 パンデミックのような医療の危機の際は，通常の活動に急いで適応しなければなりません．このような時には，文字通りの障壁や比喩的な障壁にもかかわらず，患者とのコミュニケーションを尊重し，つながりを形成するための意図的な代替行動を検討しましょう．このような状況では患者でいることはとくに難しいことを患者にはっきり認めてやりましょう．自分の欠点を見せてやり，チームメンバーの恐れや懸念を認めてやることで，本当のチームの精神力を注入しましょう．従来の役割の外の仕事を引き受けて，学習者への支援を示し，彼らのストレスのレベルを減らしましょう．

▌患者中心の学習を行いましょう

最も重要な教育はベッドサイドで行われます．指導医はチームの模範であり，安全で効果的な患者ケアの基準をもたらします．私たちの優れた指導医は，患者のケアはある意味医療者の特権であり，すべての教育や学習は患者の文脈で発生することを認識しています．指導医は，手を洗ったり，ガウン越しでなく

皮膚の上から聴診器を当てて聴診したり，検査の後靴下を履かせたりすることで，安全や思いやりの模範になります．彼らはまた，次に記述するような多彩なコミュニケーションの戦略を使って患者との結びつきの模範になります．

■ 患者を想定して指導しましょう

チームと面談する前に，各患者について読み，学習者が戸惑う点，指導テーマ，関連文献を予測し，回診の準備をしましょう．常にベッドサイドの患者を想定した指導を行い，学習者がその情報をその後の患者に活用できるようにしましょう．ベッドサイドで学んだことは，よく記憶に残ります．ベッドサイドでの病歴聴取と診察は，患者ケアを最適化するためと，重要な臨床スキルの模範となるため，十分な存在感を示し，詳細かつ総合的に行いましょう．予期せぬ結果など，困難な状況に陥ったときの対処法をチーム内で模範として示しましょう．

■ 人間関係中心のコミュニケーションを促進しましょう

基本的なコミュニケーションスキル（はじまり，面談と検査，終わりのスキル）を生かして患者と結びつきを形成しましょう．あなたの言葉，行動，共感を通して，患者やその家族と親密な関係を築き，患者や彼らの考え方について尋ね，きよらかな瞬間が生まれる場を作りましょう．患者の経験や専門知識を結びつけ，関連づけるために，医療以外の話題について話しましょう．非専門用語やたとえを使って患者に話しかけ，「ティーチバック」テクニックを活用して理解度を評価しましょう．自分の体の姿勢や態度，治療上の触れ方，衣服などを，非言語的コミュニケーションの重要な一形態と考えましょう．患者と話すときは双方が同じ高さになるように腰を下ろし，または跪きましょう．

■ 患者の将来を見据えて計画しましょう

患者が最初に来たとき，退院について考え始めるようにチームを促しましょう．患者の病院の外での生活を忘れないようにしましょう．社会的状況，保険加入状況，経済的ニーズなどを尋ねましょう．病院から家に帰っときどうなるでしょうか？彼らを看る人がだれかいるでしょうか？チームメンバーは，電話で患者と連絡を取り続けるべきでしょうか？すべての患者を家族であるかのように遇するようにチームメンバーに教えましょう．

終わりに

　臨床教育者は，医療システムにおいて重要な役割を果たしています．模範的な教育指導医になるということは，医学的知識や見識を共有するだけでなく，今日の医療環境において思いやりのある医師であることの意味を模範的に示すことでもあります．結びに，本書の指導医が医師でも教育者でもある両方の役割についてどう考えているか，18人の指導医の一人が言った言葉を終わりに示します．「学習者たちは，あなたが教師であることを愛していると感じ取るべきだと思います—それを言葉にしなくても．それは明らかです．また，学習者はあなたがその技術，つまり医師であることの技術を大切にしていることを感じ取るべきです．」

■ さらに学びたい人へ

Wiese J. Teaching in the Hospital. Philadelphia, PA: ACP Press; 2010.

　本書は，18名の指導医が編集した有用な書籍で，病院を拠点とする指導医が効果的な臨床教育を成功させるために必要なツールやテクニックを提供しています．各章は教育の異なる側面に焦点を当て，期待や責任をどのように確立し伝えるか，教育が患者さんのケアを補完することを確実にする方法で回診を行う方法，イラスト，類推，記憶術，その他のコツを使用して学習を強化する方法，臨床推論の科学で学習者を指導する方法といったトピックについて例を示している．また，臨床問題に基づく教育スクリプトも提供されています．

Ludmerer KM. Let Me Heal: The Opportunity to Preserve Excellence in American Medicine. New York, NY: Oxford University Press; 2014.

　著者であり，医師であり，歴史家である Ludmerer KM は，米国における大学院医学教育の創設から今日に至るまでの包括的な歴史を提供します．著者は，医学教育が内的および外的要因に対応してどのように変化してきたかを示しています．Ludmerer KM は，医学教育，ひいては患者さんケアを改善するための機会をつかむよう，専門家たちに呼びかけています．

Chopra V, Saint S. "The tunnel at the end of the light": Preparing to attend on the inpatient medical wards. JAMA 2017;318:1007-8.

責任ある管理業務など他の用務から，病棟業務への切り替え時は，多くの人にとってストレスです．JAMAに掲載されたこの記事は，病棟への移行をスムーズにするための6つの有用なヒントを提供しています．これらは表面的には単純に見えるかもしれませんが，医師の生活の空間のほとんどに対処するためのロードマップを提供しています．

ヒント1：臨床活動のために（あるいはその周辺に）前もって計画を立て，期限に注意しながら仕事量を予測できるようにする．大切な人を忘れないようにすることも重要で，勤務前の家族との時間を最大限に確保する．

ヒント2：臨床活動に関係のないミーティングは切り捨てる．必要であれば，午後3時以降にスケジュールを組みましょう．

ヒント3：勤務中に利用できる時間について，現実的な期待値を設定し，伝えましょう．

ヒント4：メールの衛生状態を保つため，外出先からの返信で勤務中であることを伝え，すぐに対応する必要のないものは特別な「サービス」フォルダーに分類する．

ヒント5：出勤前に終わらせることができるものは終わらせる，特に出勤中に他の人が作業できるようなものは終わらせる．

ヒント6：最後に，回復する：最初の数週間は，少なくとも週に1日の半分を，奉仕活動から戻ってきたときに追いつくために充てる．このようなささやかな変化が，サービス中のあなたの考え方や経験を変えるかもしれません．

Appendix
質的研究対象者として選ばれた優れた 18 人の指導医

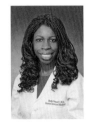

Nadia Bennett, MD, MSEd(ナディア・ベネット)

ペンシルベニア大学病院およびペンシルベニア・プレスビテリアン・メディカル・センター准教授，ペレルマン医学部の臨床・医療システム科学カリキュラムの副医学部長．メリーランド大学医学部卒業，デューク大学メディカルセンターで内科研修修了．また，ペンシルベニア大学で医学教育学の修士号を取得．プロボスト賞，ブロックリー・オスラー賞，ジョン・M・アイゼンバーグ賞等数々の教育賞を受賞し，ペレルマン医科大学の The Perelman School of Medicine Minority Hall of Fame に選出されている．

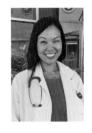

Katherine Chretien, MD (キャサリン・クレティエン)

ジョンズ・ホプキンス病院医学生担当副学部長および医学生健康福祉部長．前任はジョージ・ワシントン大学医学部で学生担当副学部長および医学部教授．ジョンズ・ホプキンス大学医学部卒業後 Osler Medical Residency を修了．CDIM (Clarkship Directors in Internal Medicine) の会長を務め，AAMC (Northeast Group of Student Affairs) の執行委員会にも参画．CDIM から Charles H. Griffith III Educational Research Award, American Medical Students Association から Women Leaders in Medicine Award を授与されている．また，「Mothers in Medicine」の編集者であり，代表的著書に「I Wish I Read This Book Before Medical School：医学部入学前にこの本を読んでおきたかった」がある．

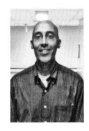

Gurpreet Dhaliwal, MD（グルプリート・ダリワル）

カリフォルニア大学サンフランシスコ校（UCSF）の臨床医・教育者であり，医学部教授である．サンフランシスコVAメディカルセンターの内科クラークシップの現場ディレクターを務め，救急部，緊急治療クリニック，入院病棟，外来クリニック，モーニングレポートなどで医学生や研修医を指導している．ノースウェスタン大学医学部卒業，UCSFでレジデントおよびチーフメディカルレジデントを務めた．UCSFのKaiser Award for Teaching Excellenceや全米のAlpha Omega Alpha Robert J. Glaser Distinguished Teaching Awardなどの教育賞を数多く受賞．2012年のニューヨークタイムズの記事で，"現在最も優れた診断医の一人"として紹介されている．

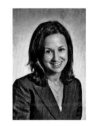

Jeanne Farnan, MD, MHPE（ジャンヌ・ファーナン）

シカゴ大学プリツカー医学部の医学部教授，医学部教育担当副学部長，臨床技能教育担当部長．臨床面では，アカデミックホスピタリストとして，内科研修医と共に診療を行っている．ファーナン博士は，シカゴ大学プリツカー医学部卒業，シカゴ大学で内科研修を修了．イリノイ大学シカゴ校で保健医療専門職教育の修士号を取得．シカゴ大学にて，Pre-Clinical Teacher of the Year AwardとDistinguished Educator and Mentor Awardを受賞．医療の専門性と教育について多くの著作を持つ．

210   *Appendix*

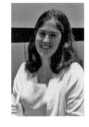

Sarah Hartley, MD, MHPE（サラ・ハートリー）

ミシガン大学の内科レジデンシープログラムの副ディレクター，内科准教授，ホスピタリスト．ウェイン州立大学医学部卒業，同大学で研修医とチーフメディカルレジデントを歴任した．ミシガン大学では，Marvin Pollard Award for Outstanding Teaching of Residents, Richard D. Judge Award for Outstanding Teaching of Medical Students, Kaiser Permanente Award for Excellence in Clinical Teaching, the Graduate Medical Education Mentor of the Year Award などの医学生と研修医の双方の多数の教育表彰を受けている．

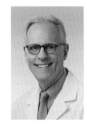

Robert Hirschtick, MD（ロバート・ハーシュティック）

ノースウェスタン大学ファインバーグ校医学部名誉教授．シカゴのジェシー・ブラウン VA メディカルセンターで 25 年間，医学クラークシップのサイトディレクターを務める．イリノイ大学医学部卒業，ノースウェスタン エバンストン病院で研修を修了．Outstanding Clinical Teacher Award, Robert J. Winter Clinical Teacher Award, George Joost Award for Outstanding Clinical Teacher, Teaching Hall of Fame Award など，数多くの教育賞を受賞．医学雑誌 JAMA に "A Piece of My Mind " に頻繁に寄稿している．

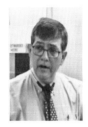

Daniel Hunt, MD, FACP（ダニエル・ハント）

　エモリー大学医学部教授，病院総合診療医学部門ディレクター．ヴァンダービルト大学医学部卒業．同大学内科で研修を修了後，3年目にベイラー医科大学で研修．教育賞にはマサチューセッツ総合病院から Alfred Kranes Award for Excellence in Clinical Teaching，ハーバード大学医学部から Best Clinical Instructor Award, Society of Hospital Medicine's Award for Excellence in Teaching など，35以上の主要な教育賞を受賞している．また New England Journal of Medicine から発表された「Clinicopathologic Case Conferences」では6本の主要な討論者を務めるなど，全米規模の学会では頻回に未診断症例の討論者を務めている．

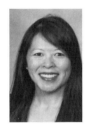

Deanne Kashiwagi, MD（ディーン・カシワギ）

　Sheikh Shakhbout Medical City 内科レジデントプログラムのプログラムディレクター及び診療部副チーフ．前任はメイヨークリニックの病院内科学副委員長を務めていました．ロヨラ大学シカゴ・ストリッチ医学部卒業後にインディアナ大学医学部で研修を修了した．Mayo School of Graduate Medical Education での Excellence in Clinical Teaching (2018，2019)，Teacher of the Year-Hall of Fame (2019，2020) など，複数の教育賞を受賞している．

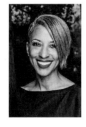

Kimberly Manning, MD （キンバリー・マニング）

エモリー大学医学部教授(ジョージア州アトランタ)であり現在は多様性・公平性・包括性担当の副主任を務めている．Meharry Medical College 卒業後に Case Western Reserve University/MetroHealth で内科と小児科の混合研修終了後にチーフレジデントを務めた．受賞した教育賞は ACGME Parker J. Palmer Courage to Teach Award, Evangeline Papageorge Distinguished Teaching Award, Juha P. Kokko Teaching Award for Best Overall Teacher (2011, 2013) を代表して多数．自身のブログ「Reflections of a Grady Doctor」は，米国で有名な雑誌「O」誌の医療ブログトップ4に選出された．

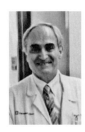

Robert Mayock, MD（ロバート・メイヨック）

クリーブランド・クリニックの内科病棟教育サービスに所属する指導医である．ケース・ウェスタン・リザーブ大学医学部卒業，インディアナ大学メディカルセンターで研修修了．クリーブランド・クリニック内の内科部門で7回にわたって「ティーチャー・オブ・ザ・イヤー」を受賞するなど，数々の教育賞を受賞．この賞はその後,同氏の栄誉を讃え名前をとって"ロバート・メイヨーク・ティーチング・アワード"と改名された．また，医学の実践に対する人間主義的なアプローチに対して，ブルース・ハバード・スチュワート・フェローシップ賞も受賞している．

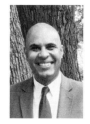

Benjamin Mba, MBBS, MRCP (UK)（ベンジャミン・エムバ）

　ラッシュ大学メディカルセンターの内科教授，ファカルティ・ディベロップメント担当の副医学長，ジョン・H・ストローガー・ジュニア・シカゴ・クック郡病院（旧クック・カウンティ病院）の内科研修副プログラム・ディレクター．ナイジェリアの医学部を卒業後に英国で内科研修プログラムを修了，後に渡米．シカゴのクック・カウンティ病院で内科研修を修了し，チーフレジデントも務めた．ストローガー病院医学部から内科教育に対するサー・ウィリアム・オスラー賞を4度，入院患者の内科教育とチームリーダーに対する病院医学部門のクッカー賞を4度，医学部優秀医学生教育賞を3度受賞している．また，アメリカ医師会（ACP）より指導に対した感謝状を授与されている．

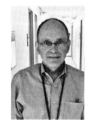

Steven McGee, MD（スティーブン・マクギー）

　ワシントン大学(シアトル)医学部名誉教授で，シアトルVAメディカルセンターでスタッフ医師を務めた．ワシントン大学医学部(セントルイス)を卒業後，ワシントン大学(シアトル)でインターン，レジデント，チーフレジデント，感染症学のフェローシップを修了．受賞した教育賞にはMarvin Turck Outstanding Teaching Award, Teacher Superior in Perpetuity Award, Margaret Anderson Award, Attending-the-Year Award 2回, Paul Beeson Teaching Award, National Alpha Omega Alpha Distinguished Teacher Awardなど多数．ベッドサイドや回診でのエビデンスに基づく身体診察と診断におい世界的評価を得ている『Evidence-Based Physical Diagnosis』をはじめ，幅広く著書を発表している．

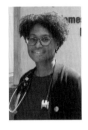

Georgia McIntosh, MD（ジョージア・マッキントッシュ）

バージニア・コモンウェルス大学ヘルス校の病院診療部門の准教授であり，内科部門の医療の質と安全性の副代表．ペンシルベニア州立大学医学部卒業，バージニア・コモンウェルス大学で内科研修およびチーフレジデント修了．Outstanding Ward Attending, Dr. J. David Markham Award for Excellence in Teaching, Arnold P. Gold Foundation が贈る Leonard Tow Humanism in Medicine Award などの教育賞を多数受賞．また 2020 年のリッチモンド・マガジンの「同業者が選ぶ名医」に選ばれている．

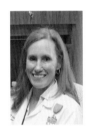

Jane O'Rorke, MD, FACP （ジェーン・オロケ）

テキサス大学ヘルスサイエンスセンター，サンアントニオの病院総合医部教授および内科レジデンシーのプログラムディレクター．ニューヨーク州立大学医学部卒業し，テキサス大学ヘルスサイエンスセンターで内科およびチーフレジデントを修了．ノースカロライナ大学チャペルヒル校で FD フェローシップを修了．これまでに，Southern Society of General Internal Medicine Clinician Educator-the-Year, Outstanding Teacher of the Year for the Division of General Internal Medicine, Division of Hospital Medicine Hospitalist Teaching Award, University of Texas Presidential Teaching Excellence Award など，数々の教育賞を受賞．

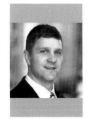

E. Lee Poythress, MD （イーリー・ポイトレス）

　ベイラー医科大学の医学教育副部長，医学部准教授，Ben Taub 病院創傷ケアクリニック院長．バージニア大学医学部卒業後にベイラー医科大学で内科レジデントと老年医学フェローシップを修了．内科学部の Outstanding Faculty Educator Award を 7 回，ベイラー医科大学医学部の Outstanding Faculty Award を 3 回受賞するなど，数多くの教育賞を受賞．2016 年には，ベイラー医科大学医学部 "Teaching Hall of Fame" に選出された．

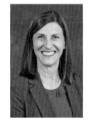

Christine Seibert, MD, MACP（クリスティン・サイベルト）

　ウィスコンシン大学医学部 / 公衆衛生学部 教授，及び医学教育・サービス担当副部長．ノースウェスタン大学医学卒業後にボストンのブリガム・アンド・ウィメンズ病院（ハーバード大学）で内科研修プログラムを修了．UW-Madison Chancellor's Hilldale Award for Excellence in Teaching と医学部・公衆衛生大学院の学部長教育賞を受賞している．また，ウィスコンシン大学ティーチングアカデミーのフェローにも選出．病棟での臨床業務に加え，プライマリーケアにおいて一般内科の診療もおこなっている．

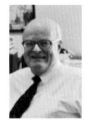

Lawrence M. Tierney Jr., MD
(ローレンス・M・ティアニー・ジュニア：米国での通称 LT)

カリフォルニア大学サンフランシスコ校（UCSF）医学部名誉教授．メリーランド大学医学部卒業後エモリー大学とUCSFで研修し，UCSFではチーフレジデントを修了している．同氏はサンフランシスコVAメディカルセンターで数十年にわたって副診療部門長を務めた．カイザー賞やUCSF Distinction in Teaching Awardなど，数え切れないほどの教育賞を受賞している．また，世界中の100以上の施設で客員教授を務め，診断の神様として米国内外で広く賞賛されている．

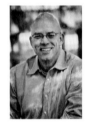

Jeff Wiese, MD, MACP, MHM (ジェフ・ヴィース)

元医学部教授．過去にチュレーン大学ヘルスサイエンスセンターで，チャリティー医療サービスのチーフ，チュレーン内科レジデントプログラムのディレクター，大学院医学教育副医学部長を歴任．

ジョンズ・ホプキンス大学医学部卒業後，カリフォルニア大学サンフランシスコ校で内科レジデント，チーフレジデント，医学教育フェローシップを修了．チューレイン大学のアテンディング・オブ・ザ・イヤー賞を6回受賞するなど，50以上の教育賞を受賞．その他に病院総合医学会の教育賞，大学院医学教育認定評議会（ACGME）のパーカー・パーマー勇気ある教師賞，米国医科大学協会（AAMC）のロバート・J・グレーザー特別教師賞，米国医師会（ACP）のウォルター・J・マクドナルド賞，総合内科学会中堅キャリア・メンターシップ賞など受賞．著書に『Teaching in the Hospital』がある．

References
参考文献

Chapter 1: Teaching Medicine

1. 2021 FACTS: Enrollment, graduates, and MD- PhD data. Table 1: Applicants, matriculants, enrollment, and graduates of U.S. medical schools, 2012–2013 through 2021– 2022. Association of American Medical Colleges, 2021.
   (Accessed May 6, 2022, at https:// www.aamc.org/ media/ 37816/ downl oad?att achm ent.)

2. American Hospital Association. Teaching hospitals. (Accessed May 6, 2022, at
   https:// www.aha.org/ advoc acy/ teach ing- hospit als.)

3. Fisher K. Academic health centers save millions of lives. Association of American Medical Colleges, 2019. (Accessed May 6, 2022, at https:// www.aamc.org/ news- insig hts/ acade mic- hea lth- cent ers- save- milli ons- lives.)

4. Whitt N, Harvey R, McLeod G, Child S. How many health professionals does a patient see during an average hospital stay? N Z Med J 2007;120:U2517.

5. Doyle C, Lennox L, Bell D. A systematic review of evidence on the links between patient experience and clinical safety and effectiveness. BMJ Open 2013;3.

6. Fact Sheet: FDA at a glance. U.S. Food & Drug Administration, 2020. (Accessed May 10, 2022, at https:// www.fda.gov/ about- fda/ fda- bas ics/ fact- sheet- fdagla nce.)

7. Accreditation Council for Graduate Medical Education. ACGME Common Program Requirements section VI with background and intent. 2017. (Accessed May 24, 2022, at https:// www.acgme.org/ globa lass ets/ PFAss ets/ Prog ramR equi reme nts/ CPRs_ Sect ion- VI_ w ith- Bac kgro und- and- Inte nt_ 2 017- 01.pdf.)

8. Freudenberger HJ. Staff burn- out. J Soc Issues 1974;30:159– 65.

9. Rothenberger DA. Physician burnout and well- being: A systematic review and framework for action. Dis Colon Rectum 2017;60:567– 76.

10. Rotenstein LS, Torre M, Ramos MA, et al. Prevalence of burnout among physicians: A systematic review. JAMA 2018;320:1131– 50.

11. Dewa CS, Loong D, Bonato S, Trojanowski L. The relationship

between physician burnout and quality of healthcare in terms of safety and acceptability: A systematic review. BMJ Open 2017;7:e015141.

12. Dewa CS, Loong D, Bonato S, Trojanowski L, Rea M. The relationship between resident burnout and safety- related and acceptability- related quality of healthcare: A systematic literature review. BMC Med Educ 2017;17:195.

13. Hall LH, Johnson J, Watt I, Tsipa A, O'Connor DB. Healthcare staff wellbeing, burnout, and patient safety: A systematic review. PLoS One 2016;11:e0159015.

14. Cochran A, Hauschild T, Elder WB, Neumayer LA, Brasel KJ, Crandall ML. Perceived gender- based barriers to careers in academic surgery. Am J Surg 2013;206:263- 8.

15. Adesoye T, Mangurian C, Choo EK, et al. Perceived discrimination experienced by physician mothers and desired workplace changes: A cross- sectional survey. JAMA Intern Med 2017;177:1033- 6.

16. Hu YY, Ellis RJ, Hewitt DB, et al. Discrimination, abuse, harassment, and burnout in surgical residency training. N Engl J Med 2019;381:1741- 52.

17. Chetty R, Stepner M, Abraham S, et al. The association between income and life expectancy in the United States, 2001- 2014. JAMA 2016;315:1750- 66.

18. Castiglioni A, Shewchuk RM, Willett LL, Heudebert GR, Centor RM. A pilot study using nominal group technique to assess residents' perceptions of successful
attending rounds. J Gen Intern Med 2008;23:1060- 5.

19. Elnicki DM, Cooper A. Medical students' perceptions of the elements of effective inpatient teaching by attending physicians and housestaff. J Gen Intern Med 2005;20:635- 9.

20. Mann KV. Theoretical perspectives in medical education: Past experience and future possibilities. Med Educ 2011;45:60- 8.

21. Houchens N, Quinn M, Harrod M, Cronin DT, Hartley S, Saint S. Strategies of female teaching attending physicians to navigate gender- based challenges: An exploratory qualitative study. J Hosp Med 2020;15:454- 60.

22. Houchens N, Harrod M, Moody S, Fowler K, Saint S. Techniques and behaviors associated with exemplary inpatient general medicine teaching: An exploratory qualitative study. J Hosp Med 2017;12:503- 9.

Chapter 2: Unique Individuals, Shared Qualities

1. Wachter RM, Goldman L. The emerging role of "hospitalists" in the American health care system. N Engl J Med 1996;335:514– 17.
2. Wood D. 15 surprising facts about hospitalists. Staff Care, 2020. (Accessed May 11, 2022, at https:// www.staffc are.com/ physic ian- blogs/ 15- sur pris ingfacts-about- hospi tali sts- in- 2020/ .)
3. Wachter RM, Goldman L. Zero to 50,000: The 20th anniversary of the hospitalist. N Engl J Med 2016;375:1009– 11.
4. American Hospital Association. Creating the hospital of the future: The implications for hospital- focused physician practice. 2012. (Accessed May 11, 2022, at https:// www.aha.org/ ahah ret- gui des/ 2012- 11- 01- creat ing- hospi talfut ure- impli cati ons- hospi tal- focu sed- physic ian- pract ice.)
5. Harkin B, Webb TL, Chang BP, et al. Does monitoring goal progress promote goal attainment? A meta- analysis of the experimental evidence. Psychol Bull 2016;142:198– 229.

Chapter 3: Underrepresented Voices

1. Association of American Medical Colleges. Underrepresented in medicine definition. (Accessed May 9, 2022, at https:// www.aamc. org/ what- we- do/ equ ity- divers ity- inclus ion/ under repr esen ted- in- medic ine.)
2. Komaromy M, Bindman AB, Haber RJ, Sande MA. Sexual harassment in medical training. N Engl J Med 1993;328:322– 6.
3. Cochran A, Hauschild T, Elder WB, Neumayer LA, Brasel KJ, Crandall ML. Perceived gender- based barriers to careers in academic surgery. Am J Surg 2013;206:263– 8.
4. Choo EK, van Dis J, Kass D. Time's up for medicine? Only time will tell. N Engl J Med 2018;379:1592– 3.
5. Adesoye T, Mangurian C, Choo EK, et al. Perceived discrimination experienced by physician mothers and desired workplace changes: A cross- sectional survey. JAMA Intern Med 2017;177:1033– 6.
6. More ES. Restoring the Balance: Women Physicians and the Profession of Medicine, 1850– 1995. Cambridge, MA: Harvard University Press; 2001.
7. Houchens N, Quinn M, Harrod M, Cronin DT, Hartley S, Saint S. Strategies of female teaching attending physicians to navigate gender- based challenges: An exploratory qualitative study. J Hosp

Med 2020;15:454– 60.

8. 2021 FACTS. Applicants and matriculants data. Table A- 7.2: Applicants, first- time applicants, acceptees, and matriculants to U.S. medical schools by sex, 2012– 2013 through 2021– 2022. Association of American Medical Colleges, 2021. (Accessed May 24, 2022, at https:// www.aamc.org/ sys tem/ files/ 2021- 11/ 202 1_ FA CTS_ Table_ A- 7.2.pdf.)

9. U.S. Medical School Faculty. Table 13: U.S. medical school faculty by gender, rank, and department. Association of American Medical Colleges, 2021.
(Accessed May 10, 2022, at https:// www.aamc.org/ media/ 9736/ downl oad?att achm ent.)

10. Heilman ME. Description and prescription: How gender stereotypes prevent women's ascent up the organizational ladder. J Soc Issues 2001;57:657– 74.

11. Fnais N, Soobiah C, Chen MH, et al. Harassment and discrimination in medical training: A systematic review and meta- analysis. Acad Med 2014;89:817– 27.

12. Sandoval RS, Afolabi T, Said J, Dunleavy S, Chatterjee A, Olveczky D. Building a tool kit for medical and dental students: Addressing microaggressions and discrimination on the wards. MedEdPORTAL 2020;16:10893.

13. Hu YY, Ellis RJ, Hewitt DB, et al. Discrimination, abuse, harassment, and burnout in surgical residency training. N Engl J Med 2019;381:1741– 52.

14. Vargas EA, Brassel ST, Cortina LM, Settles IH, Johnson TRB, Jagsi R. #MedToo: A large- scale examination of the incidence and impact of sexual harassment of physicians and other faculty at an academic medical center. J Womens Health (Larchmt) 2020;29:13– 20.

15. Chopra V, Saint S, Vaughn V. The Mentoring Guide: Helping Mentors and Mentees Succeed. Ann Arbor, MI: Michigan Publishing Services; 2019.

16. Epictetus Quotes. Goodreads. (Accessed May 11, 2022, at https:// www.goodreads.com/ quo tes/ 7588 248- we- can not- cho ose- our- exter nal- circum stan ces- butwe-can- alw ays.)

17. Lorde A. Sister Outsider: Essays and Speeches. Trumansburg, NY: Crossing Press; 2007.

Chapter 4: Building the Team

1. Ludmerer KM. Time to Heal: American Medical Education from the Turn of the Century to the Era of Managed Care. New York, NY: Oxford University Press; 1999.

2. Saint S. Caring for veterans: A privilege and a duty. The Conversation, 2016. (Accessed May 11, 2022, at https:// thec onve rsat ion.com/ car ing- for- veter ansa- privil ege- and- a- duty- 67823.)

3. Ramani S. Twelve tips to improve bedside teaching. Med Teach 2003;25:112- 15.

4. Bain K. What the Best College Teachers Do. Cambridge, MA: Harvard University Press; 2011.

5. Goebel EA, Cristancho SM, Driman DK. Pimping in residency: The emotional roller- coaster of a pedagogical method: A qualitative study using interviews and rich picture drawings. Teach Learn Med 2019;31:497- 505.

6. Kendra T. Bo Schembechler's legendary "The Team" speech still rings true today in high school football. 2011. (Accessed May 11, 2022, at https:// www.mlive.com/ spo rts/ muske gon/ 2011/ 08/ bo_ sche mbec hler s_ le gend ary_ the.html.)

7. Baker DP, Day R, Salas E. Teamwork as an essential component of highreliability organizations. Health Serv Res 2006;41:1576- 98.

8. Wenger E. How We Learn. Communities of practice: The social fabric of a learning organization. Healthc Forum J 1996;39:20- 6.

9. Page SE. The Diversity Bonus: How Great Teams Pay Off in the Knowledge Economy. Princeton, NJ: Princeton University Press; 2017.

10. Mann KV. Theoretical perspectives in medical education: Past experience and future possibilities. Med Educ 2011;45:60- 8.

11. Weinstein D. Ensuring an effective physician workforce for the United States: Recommendations for graduate medical education to meet the needs of the public. Content and format of GME (2nd of two conferences). May 2011; Atlanta, GA.

12. Cribb A, Bignold S. Towards the reflexive medical school: The hidden curriculum and medical education research. Stud High Educ 1999;24:195- 209.

13. Sutcliffe KM, Lewton E, Rosenthal MM. Communication failures: An insidious contributor to medical mishaps. Acad Med 2004;79:186- 94.

14. Karliner LS, Jacobs EA, Chen AH, Mutha S. Do professional interpreters improve clinical care for patients with limited English proficiency? A systematic review of the literature. Health Serv Res 2007;42:727- 54.
15. Dames S, Tonnerre C, Saint S, Jones SR. Clinical problem- solving: Don't know much about history. N Engl J Med 2005;352:2338- 42.

Chapter 5: A Safe, Supportive Environment

1. Mann KV. Theoretical perspectives in medical education: Past experience and future possibilities. Med Educ 2011;45:60- 8.
2. Sutkin G, Wagner E, Harris I, Schiffer R. What makes a good clinical teacher in medicine? A review of the literature. Acad Med 2008;83:452- 66.
3. Chopra V, Saint S. "The tunnel at the end of the light" : Preparing to attend on the inpatient medical wards. JAMA 2017;318:1007- 8.
4. Strohbehn GW, Jaffe T, Houchens N. Sketching an approach to clinical education: What we can learn from improvisation. J Grad Med Educ 2020;12:388- 91.
5. Saint S, Chopra V. Thirty Rules for Healthcare Leaders. Ann Arbor, MI: Michigan Publishing Services; 2019.
6. Goleman D. Emotional Intelligence: Why It Can Matter More Than IQ. 10th Anniversary ed. New York, NY: Random House; 2005.

Chapter 6: Bedside and Beyond

1. Shankel SW, Mazzaferri EL. Teaching the resident in internal medicine: Present practices and suggestions for the future. JAMA 1986;256:725- 9.
2. Block L, Habicht R, Wu AW, et al. In the wake of the 2003 and 2011 duty hours regulations, how do internal medicine interns spend their time? J Gen Intern Med 2013;28:1042- 7.
3. Society of Bedside Medicine. Creating Human Connection. (Accessed May 12, 2022, at https:// beds idem edic ine.org/ .)
4. Accreditation Council for Graduate Medical Education. Back to bedside.
(Accessed May 12, 2022, at https:// www.acgme.org/ reside nts- and- fell ows/ backto-beds ide/ .)
5. Appold B, Saint S, Gupta A. Comparing Oral Case Presentation Formats on Rounds: A Survey Study. SHM Converge; 2022.

6. Clinical Skills Education LLC. Easy auscultation. (Accessed May 12, 2022, at https:// www.easya uscu ltat ion.com/ egoph ony.)
7. Gladstone DJ, Spring M, Dorian P, et al. Atrial fibrillation in patients with cryptogenic stroke. N Engl J Med 2014;370:2467- 77.
8. Saint S, Chopra V. The Saint- Chopra Guide to Inpatient Medicine. 4th ed. New York, NY: Oxford University Press; 2018.

Chapter 7: How to Think About Thinking
1. Eva KW. What every teacher needs to know about clinical reasoning. Med Educ 2005;39:98- 106.
2. Irby DM. Excellence in clinical teaching: Knowledge transformation and development required. Med Educ 2014;48:776- 84.
3. Centor RM, Willett LL. Becoming a better ward attending: Two experts discuss 10 modifiable behaviors. ACP Hospitalist, 2008. (Accessed May 13, 2022, at https:// acp hosp ital ist.acponl ine.org/ archi ves/ 2008/ 05/ attend ing.htm.)
4. Bain K. What the Best College Teachers Do. Cambridge, MA: Harvard University Press; 2011.
5. Maxwell M. Introduction to the Socratic method and its effect on critical thinking. 2009- 2019. (Accessed May 13, 2022, at http:// www.soc rati cmet hod.net.)
6. The Clinical Problem Solvers. (Accessed May 13, 2022, at https:// cli nica lpro blem solv ing.com/ .)

Chapter 8: Role Models
1. Wright S, Wong A, Newill C. The impact of role models on medical students. J Gen Intern Med 1997;12:53- 6.
2. Harkin B, Webb TL, Chang BP, et al. Does monitoring goal progress promote goal attainment? A meta- analysis of the experimental evidence. Psychol Bull 2016;142:198- 229.
3. Branch WT, Jr., Kern D, Haidet P, et al. Teaching the human dimensions of care in clinical settings. JAMA 2001;286:1067- 74.
4. Neumann M, Edelhauser F, Tauschel D, et al. Empathy decline and its reasons: A systematic review of studies with medical students and residents. Acad Med 2011;86:996- 1009.
5. Medical School Objectives Project. Report I: Learning Objectives for Medical Student Education. Guidelines for Medical Schools. Washington, DC: Association of American Medical Colleges; 1998.

6. Detsky AS, Verma AA. A new model for medical education: Celebrating restraint. JAMA 2012;308:1329- 30.

Chapter 9: Mentors and Sponsors

1. West M, Armit K, Loewenthal L, Eckert R, West T, Lee A. Leadership and Leadership Development in Healthcare: The Evidence Base. London: The Faculty of Medical Leadership and Management; 2015.
2. Clemmer TP, Spuhler VJ, Oniki TA, Horn SD. Results of a collaborative quality improvement program on outcomes and costs in a tertiary critical care unit. Crit Care Med 1999;27:1768- 74.
3. Wong CA, Cummings GG. The relationship between nursing leadership and patient outcomes: A systematic review. J Nurs Manag 2007;15:508- 21.
4. Squires M, Tourangeau A, Spence Laschinger HK, Doran D. The link between leadership and safety outcomes in hospitals. J Nurs Manag 2010;18:914- 25.
5. Weberg D. Transformational leadership and staff retention: An evidence review with implications for healthcare systems. Nurs Adm Q 2010;34:246- 58.
6. Curry LA, Spatz E, Cherlin E, et al. What distinguishes top-performing hospitals in acute myocardial infarction mortality rates? A qualitative study. Ann Intern Med 2011;154:384- 90.
7. Commission on Patient Safety and Quality Assurance. Building a Culture of Patient Safety: Report of the Commission on Patient Safety and Quality Assurance. Dublin: Department of Health & Children; 2008.
8. Shanafelt TD, Gorringe G, Menaker R, et al. Impact of organizational leadership on physician burnout and satisfaction. Mayo Clin Proc 2015;90:432- 40.
9. Cummings GG, Tate K, Lee S, et al. Leadership styles and outcome patterns for the nursing workforce and work environment: A systematic review. Int J Nurs Stud 2018;85:19- 60.
10. Hartmann CW, Meterko M, Rosen AK, et al. Relationship of hospital organizational culture to patient safety climate in the Veterans Health Administration. Med Care Res Rev 2009;66:320- 38.
11. Goleman D, Boyatzis R, McKee A. The New Leaders: Transforming the Art of Leadership. London: Time Warner; 2003.
12. Chopra V, Arora VM, Saint S. Will you be my mentor? Four

archetypes to help mentees succeed in academic medicine. JAMA Intern Med 2018;178:175- 6.

13. O'Donnell BRJ. The Odyssey's millenia- old model of mentorship. The Atlantic Monthly Group, 2017. (Accessed May 24, 2022, at https:// www.thea tlan tic. com/ busin ess/ arch ive/ 2017/ 10/ the- odys sey- men tors hip/ 542 676/ .)

14. Foust- Cummings H, Dinolfo S, Kohler J. Sponsoring Women to Success. New York, NY: Catalyst; 2011.

15. Pearce CL, Sims HP. Vertical versus shared leadership as predictors of the effectiveness of change management teams: An examination of aversive, directive, transactional, transformational, and empowering leader behaviors. Group Dyn Theory Res Pract 2002;6:172- 97.

16. Ensley MD, Hmieleski KM, Pearce CL. The importance of vertical and shared leadership within new venture top management teams: Implications for the performance of startups. Leadersh Q 2006;17:217- 31.

17. Orman S. I didn't become a mentor to make others more like me. Linkedin 2015. (Accessed May 24, 2022, at https:// www.linke din. com/ pulse/ men torwho-sha ped- me- i- didnt- bec ome- make- oth ers- more- like- suze- orman.)

18. Moniz MH, Saint S. Leadership & professional development: Be the change you want to see. J Hosp Med 2019;14:254.

19. LAPD Motto. LAPD Online. (Accessed May 18, 2022, at https:// www.lap donline.org/ lapd- motto/ .)

20. Saint S, Chopra V. How doctors can be better mentors. Harv Bus Rev 2018. https:// hbr.org/ 2018/ 10/ how- doct ors- can- be- bet ter- ment ors.

21. Chopra V, Edelson DP, Saint S. Mentorship malpractice. JAMA 2016;315:1453- 4.

22. Chopra V, Saint S. Mindful mentorship. Healthc 2020;8:100390.

23. Waljee JF, Chopra V, Saint S. Mentoring millennials. JAMA 2018;319:1547- 8.

24. Borges NJ, Manuel RS, Elam CL, Jones BJ. Differences in motives between Millennial and Generation X medical students. Med Educ 2010;44:570- 6.

25. Sutkin G, Wagner E, Harris I, Schiffer R. What makes a good clinical teacher in medicine? A review of the literature. Acad Med

2008;83:452– 66.

26. Houchens N, Sivils SL, Koester E, Ratz D, Ridenour J, Saint S. Fueling leadership in yourself: A leadership development program for all types of health- care workers. Leadersh Health Serv 2021;34:98– 111.

27. Chopra V, Woods MD, Saint S. The four golden rules of effective menteeship. BMJ 2016;354:i4147.

Chapter 10: The Stories We Share

1. Heisler M, Bouknight RR, Hayward RA, Smith DM, Kerr EA. The relative importance of physician communication, participatory decision making, and patient understanding in diabetes self-management. J Gen Intern Med 2002;17:243– 52.

2. Hojat M, Louis DZ, Markham FW, Wender R, Rabinowitz C, Gonnella JS. Physicians' empathy and clinical outcomes for diabetic patients. Acad Med 2011;86:359– 64.

3. Ong LML, de Haes JCJM, Hoos AM, Lammes FB. Doctor- patient communication: A review of the literature. Soc Sci Med 1995;40:903– 18.

4. Safran DG, Taira DA, Rogers WH, Kosinski M, Ware JE, Tarlov AR. Linking primary care performance to outcomes of care. J Fam Pract 1998;47:213– 20.

5. Renzi C, Abeni D, Picardi A, et al. Factors associated with patient satisfaction with care among dermatological outpatients. Br J Dermatol 2001;145:617– 23.

6. Stewart M, Brown JB, Donner A, et al. The impact of patient-centered care on outcomes. J Fam Pract 2000;49:796– 804.

7. Ambady N, Laplante D, Nguyen T, Rosenthal R, Chaumeton N, Levinson W. Surgeons' tone of voice: A clue to malpractice history. Surgery 2002;132:5– 9.

8. Marvel MK, Epstein RM, Flowers K, Beckman HB. Soliciting the patient's agenda: Have we improved? JAMA 1999;281:283– 7.

9. Mauksch LB, Dugdale DC, Dodson S, Epstein R. Relationship, communication, and efficiency in the medical encounter: Creating a clinical model from a literature review. Arch Intern Med 2008;168:1387– 95.

10. Tulsky JA. Interventions to enhance communication among patients, providers, and families. J Palliat Med 2005;8(Suppl 1):S95– 102.

11. Norgaard B, Ammentorp J, Ohm Kyvik K, Kofoed PE. Communication skills training increases self- efficacy of health care professionals. J Contin Educ Health Prof 2012;32:90- 7.

12. Weng HC, Hung CM, Liu YT, et al. Associations between emotional intelligence and doctor burnout, job satisfaction and patient satisfaction. Med Educ 2011;45:835- 42.

13. Jensen FB, Gulbrandsen P, Dahl FA, Krupat E, Frankel RM, Finset A. Effectiveness of a short course in clinical communication skills for hospital doctors: Results of a crossover randomized controlled trial (ISRCTN22153332). Patient Educ Couns 2011;84:163- 9.

14. Boissy A, Windover AK, Bokar D, et al. Communication skills training for physicians improves patient satisfaction. J Gen Intern Med 2016;31:755- 61.

15. Makoul G. Essential elements of communication in medical encounters: The Kalamazoo Consensus Statement. Acad Med 2001;76:390- 3.

16. Wolpaw DR, Shapiro D. The virtues of irrelevance. N Engl J Med 2014;370:1283- 5.

17. Safder T. The name of the dog. N Engl J Med 2018;379:1299- 301.

18. Petrilli CM, Mack M, Petrilli JJ, Hickner A, Saint S, Chopra V. Understanding the role of physician attire on patient perceptions: A systematic review of the literature: Targeting Attire to Improve Likelihood of Rapport (TAILOR) investigators. BMJ Open 2015;5:e006578.

19. Petrilli CM, Saint S, Jennings JJ, et al. Understanding patient preference for physician attire: A cross- sectional observational study of 10 academic medical centres in the USA. BMJ Open 2018,8.e021239.

20. Neumann M, Edelhauser F, Tauschel D, et al. Empathy decline and its reasons: A systematic review of studies with medical students and residents. Acad Med 2011;86:996- 1009.

21. Pargament KI, Mahoney A. Theory: Sacred matters: Sanctification as a vital topic for the psychology of religion. Int J Psychol Relig 2005;15:179- 98.

22. Lomax JW, Kripal JJ, Pargament KI. Perspectives on "sacred moments" in psychotherapy. Am J Psychiatry 2011;168:12- 18.

23. Radetsky M. Sudden intimacies. JAMA 1985;254.

24. Zulman DM, Haverfield MC, Shaw JG, et al. Practices to foster

physician presence and connection with patients in the clinical encounter. JAMA 2020;323:70– 81.

Chapter 11: The Sacred Act of Healing

1. Institute of Medicine, Committee on Quality of Health Care in America. Crossing the Quality Chasm: A New Health System for the 21st Century. Washington, DC: National Academies Press; 2001.
2. Hojat M, Louis DZ, Markham FW, Wender R, Rabinowitz C, Gonnella JS. Physicians' empathy and clinical outcomes for diabetic patients. Acad Med 2011;86:359– 64.
3. Ong LML, de Haes JCJM, Hoos AM, Lammes FB. Doctor- patient communication: A review of the literature. Soc Sci Med 1995;40:903– 18.
4. Peabody FW. The care of the patient. JAMA 1927;88:877– 82.
5. Misra- Hebert AD, Isaacson JH. Overcoming health care disparities via better cross- cultural communication and health literacy. Cleve Clin J Med 2012;79:127– 33.

Chapter 12: Caring During Crisis

1. Kahn MW. Etiquette- based medicine. N Engl J Med 2008;358:1988– 9.
2. Wright S, Wong A, Newill C. The impact of role models on medical students. J Gen Intern Med 1997;12:53– 6.
3. Swayden KJ, Anderson KK, Connelly LM, Moran JS, McMahon JK, Arnold PM. Effect of sitting vs. standing on perception of provider time at bedside: A pilot study. Patient Educ Couns 2012;86:166– 71.
4. Houchens N, Tipirneni R. Compassionate communication amid the COVID- 19 pandemic. J Hosp Med 2020;15:437– 9.

Index
索引

数

14-on 14-off, 7-on 7-off　69

C

COVID-19　5, 189, 192, 193,
　　　194, 196, 197, 198,
　　　199, 200, 204
Crossing the Quality Chasm
　　　176, 228

E

EAP 型プレゼン　89
EQ, Emotional Intelligence
　　　Quotient　81

F

Fee-For-Service　46

H

Hospital Medicine　16, 17, 211,
　　　214

J

Jim Davis. Sudden Intimacies
　　　171
Joy in Medicine　137

S

Sacred Moment　159, 163 ,
　　　170, 171
Self-Discipline　130
Social Awareness　143

U

USMLE　1

あ

安全で協ノ的な学習環境　201
安全で守られた環境　64

い

医学を楽しむ　137
意思決定プロセス　125
一般内科病棟　10
癒しという神聖な行為　176
インスピレーションの源　139
インタビュー調査　6, 7, 8, 10, 11,
　　　12, 30, 43, 63, 64, 66
インポスター症候群　19, 29, 30,
　　　33, 34, 35, 40, 41, 201

え

エチケットに基づいた医療の6つの
　　　根本原則　193

お

オーダーメイド指導　100
オープニングスキル　164
オープン・エンドクエスチョン　125
オデュッセイア　143

か

回診中の指導医　83
回診での教育　103, 203
概念学習　123
開放型の質問　118
学習者の名前を使う　55
学習 - ストレス曲線　116
学習到達度　110
隠れたカリキュラム　13, 42, 59,
　　　125, 133, 134, 144,
　　　177, 202
患者経験　142
患者体験　17
患者とその家族　14
患者の将来　205
患者を守る様々な形　180
感情に寄り添う　80

き

危機の中のケア　192
教育アイデアやテクニック　108
教育時間　12, 87, 89
共通する個人的資質や特徴　22
業務時の服装スタイル　28
共有する資質　17

勤勉さと自制心　130

く

クロージングスキル　164, 167,
　　　173

こ

コーチ　18, 40, 47, 48, 49, 53,
　　　56, 62, 81, 148, 150,
　　　151, 153, 159, 201, 202
顧客体験　17
個人用保護具（PPE）192, 194,
　　　196, 197
個人を尊重したチームづくり　56
個性的な資質　32, 33
コネクター　18, 148, 150, 151,
　　　202
コミュニケーションスキル　108,
　　　173, 174, 175, 205
コミュニケーション・スタイル　33,
　　　37, 66
コミュニケーションの構成要素
　　　163

さ

差別　5, 24, 30, 31, 35, 36, 37,
　　　39, 40, 52, 146, 201
サリチル酸中毒と酸塩基平衡　123

し

ジェーン・オロケ先生　52
ジェンダー　26, 28, 29, 30, 34,

39, 145, 146, 202

ジェンダー・バイアス 39

支援のネットワーク 144

質的研究 6, 7, 8, 10, 11, 12, 21, 22, 63, 136, 153, 164, 192, 208

失敗はチャンス 77

社会認識 143

主治医はチームのコーチ 47

準備は道を開く 179

診察所見の不一致 96

神聖な瞬間 163

心理的に安全でサポーティブな学ぶ ための環境 84

す

スクラッチテスト 94

ステレオタイプ 26, 30, 39, 40, 126, 145

全ての医療従事者 156

スポンサー 34, 139, 142, 143, 144, 147, 148, 150, 151, 159, 202

せ

セイクリッド・モーメント 170, 171

セクシャルハラスメント 31, 38

そ

相互学習 145, 154, 202

双方向性のフィードバック 100

ソクラテス哲学 122

即興演劇の基本原則 78

た

高い目標となる基準 139

多様性 8, 10, 24, 38, 41, 51, 152, 199, 201, 212

ち

チーフ・エクスペリエンス・オフィ サー 16, 17

チーム回診 9, 91

チームと一緒にカルテ回診 104

チームビルディング 48, 51

チームリーダー 10, 21, 26, 28, 82, 213

直感的要素 113

て

ティーチバック 168, 184, 185, 205

ティーチング・スタイル 103

ティーチング・セッション 105

ティーチング・ポイント 97, 98, 110

典型的な教育現場 1

と

共に学ぶという精神 74

に

人間関係中心のコミュニケーション
　　163, 205

ぬ

ヌル・カリキュラム　13

は

バーンアウト　5, 31, 42, 142,
　　143, 158, 162, 175, 200
バイアスとハラスメント　26
白衣　27, 28, 169, 194

ひ

非言語的コミュニケーション　164,
　　169, 205
非質問　121
批判的に考えることができる能力
　　125
病院総合診療医学　16, 211
病歴聴取と診察のスキル　164, 165

ふ

フィー・フォー・サービス方式　46
フェイスシート　194, 195
フレームワーク　123, 204
分析的要素　113

へ

米国での医師のチーム制の歴史　44
ベッドサイド　4, 13, 29, 47, 52,
　　60, 74, 76, 86, 87, 90,
　　91, 92, 94, 100, 102,
　　103, 104, 109, 110,
　　111, 182, 184, 186,
　　187, 204, 205, 213
ベッドサイド教育　86, 87, 110,
　　111
ベッドサイドとその向こうへ　86

ほ

ポジティブなフィードバック　41,
　　84
ポジティブに勇気づける　72
ホスピタリスト　10, 16, 17, 22,
　　23, 42, 69, 129, 145,
　　209, 210

ま

マイクロアグレッション　5, 30, 31,
　　32, 42, 146
マイノリティ　5, 6, 21, 24, 25,
　　26, 32, 34, 35, 36, 37,
　　38, 40, 76, 201
マズローの欲求階層説　197

み

ミレニアル世代　152

め

メディケア　46
メンター　18, 34, 139, 142,
　　143, 144, 145, 146,
　　147, 148, 149, 150,

151, 152, 154, 156,
157, 158, 159, 160,
161, 202, 216
メンターシッププログラム　157
メンタリング　45, 139, 144,
148, 149, 150, 151,
152, 157, 158, 159,
160, 202

も

物語を共有　162

ゆ

ユーモアの使い方　21, 186

よ

予測医学　108, 117, 118

り

リーダーシップ　1, 41, 139, 142,
143, 144, 145, 146,
156, 157, 159, 161,
193, 199, 202, 233
臨床医学の基礎　92
臨床医のためのメンタリング委員会
157
臨床教育者の行動のチェックリスト
155
臨床推論　113, 114, 126, 203,
204, 206

ろ

ロールモデル　5, 6, 13, 22, 25,
36, 100, 125, 129, 131,
132, 133, 135, 137,
138, 139, 140, 141,
144, 146, 147, 168,
177, 180, 183, 204

病棟教育学論

2025 年 2月3日　第1版　第1刷

翻　　訳　和足　孝之
発 行 人　尾島　茂
発 行 所　株式会社　カイ書林
　　　　　　〒 330-0033　埼玉県さいたま市見沼区御蔵 1444-1
　　　　　　電話　048-797-8782　FAX　048-797-8942
　　　　　　E メール　generalist@kai-shorin.co.jp
　　　　　　HP アドレス　http://kai-shorin.co.jp
　　　　　　ISBN　978-4-904865-74-3　C3047
　　　　　　定価は裏表紙に表示

印刷製本　モリモト印刷株式会社
　　　　　　© Takashi Watari

JCOPY　＜(社)出版者著作権管理機構 委託出版物＞

　　本書の無断複写は著作権法上での例外を除き禁じられています. 複写される場合は, その
つど事前に , (社) 出版者著作権管理機構 (電話 03-5244-5088, FAX 03-5244-5089, e-mail: info@
jcopy.or.jp) の許諾を得てください.

ジェネラリストのための世界の名著シリーズ
World Generalist Classics

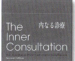

Inner Consultation
内なる診療

監訳：草場 鉄周
2014 年 4 月 25 日 第 1 版第 1 刷
定価：4000 円（＋税）
ISBN 978-4-904865-14-9 C3047

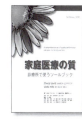

Quality in family practice
Book of Tools　家庭医療の質

訳：日本プライマリ・ケア連合学会・翻訳チーム
監訳：松村 真司，福井 慶太郎，山田 康介
2015 年 4 月 6 日
定価：4,000 円（＋税）
ISBN 978-4-904865-21-7 C3047

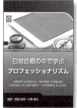

日常診療の中で学ぶ
プロフェッショナリズム

W. Levinson et al
編著：宮田 靖志，小泉 俊三
2018 年 06 月 27 日 第 1 版第 1 刷
定価：4,000 円（＋税）
ISBN 978-4-904865-36-1 C3047

Fever of Unknown Origin
不 明 熱

翻訳：大野 城太郎
2019 年 1 月 30 日 第 1 版 第 1 刷
定価：4,000 円（＋税）
ISBN 978-4-904865-41-5 C3

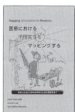

医療における不確実性を
マッピングする

監訳：金子 惇，朴 大昊
2021 年 7 月 27 日 第 1 版 第 1 刷
定価：4,000 円（＋税）
ISBN 978-4-904865-58-3 C30

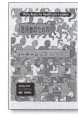

医療者のためのリーダーシップ
30 の極意

Sanjay Saint, Vineet Chopra
翻訳：和足 孝之
2022 年 12 月 1 日 第 1 版 第 1 刷
定価：2,500 円（＋税）
ISBN 978-4-904865-64-4　C3047

HP はこちら→

ジェネラリスト教育コンソーシアム事務局 ㈱カイ書林
〒 337-0033 埼玉県さいたま市見沼区御蔵 1444-1
電話 048-797-8782　FAX 048-797-8942
e-mail：generalist@kai-shorin.co.jp

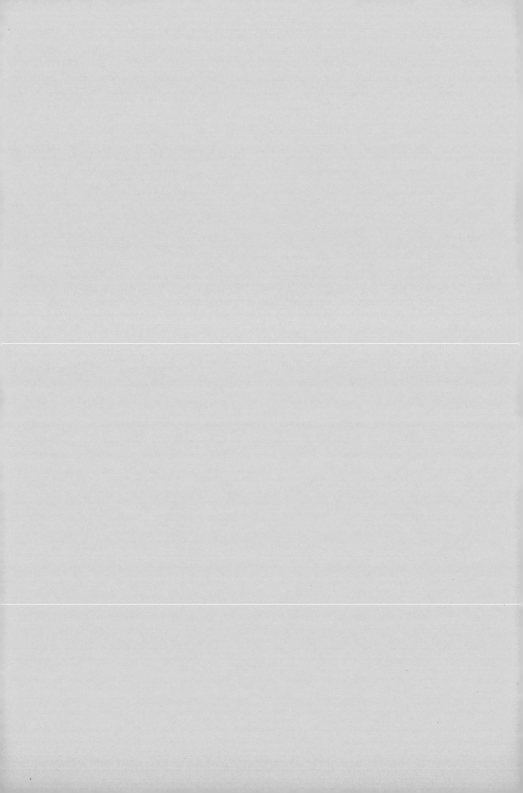